AF311061

MANUEL

DE

SIPHILIXIE.

SE TROUVE AUSSI:

A Versailles, chez M. Angé, libraire, rue Satory;

Et chez Larcher, au cabinet littéraire, vis-à-vis le théâtre.

A Orléans, chez Beaufort-Guyot, libraire.

A Vesoul, chez Delaborde, libraire.

A Rouen, chez M. Frère, aîné, libraire, sur le port.

A Lyon, chez M. Targe, libraire, rue du Lycée.

A Basle, chez Otto, libraire, Faubourg St.-Paul, n°. 282, à côté
de la Halle aux Bleds.

A Brest, chez Freund, libraire.

———

Mémoires de la Société médicale d'émulation, séante à l'Ecole de
médecine de Paris, contenant 1°. Eloge de François Péron; 2°. Liste des
membres de la Société médicale d'émulation de Paris; 3°. Mémoire sur la
circulation capillaire, tendant à faire mieux connaître les fonctions du
foie, de la rate et des glandes lymphatiques, par M. le docteur Broussais;
4°. Mémoire sur l'exhalation sanguine, par M. F. V. Mérat; 5°. Recher-
ches anatomiques et physiologiques sur quelques parties de l'œil, à l'occasion d'une plaie de tête, par M. F. Ribes; 6°. Mémoire sur les maladies
organiques, par M. Martin; 7°. Alberti Mathiæ Vering, solutio quæs-
tionum morbos organicos sistensium, quas mense Februarii; 8°. Com-
mentaire sur la loi de Numa Pompilius, relative à l'ouverture cadavérique
des femmes enceintes, par M. Marc; 9°. Considérations et observations
théoriques et pratiques sur la siphilis dégénérée, par M. Keraudren;
10°. De temperamentis; danturne tria vel quatuor temperamenta? auc-
tore Roussille-Chamseru; 11°. Mémoire sur les terminaisons de l'hépati-
tis, par M. le docteur Hébréard; 12°. Mémoire sur la ligature de l'artère
iliaque externe, dans les anévrismes de la fémorale, au pli de l'aine, par
M. Delaporte; 13°. Mémoire sur les rapports qui existent entre les pre-
mières et les secondes dents, et sur la disposition favorable de ces der-
nières au développement des deux mâchoires, par M. Léveillé; 14°. Quelques idées sur le rapport des deux dentitions, et sur l'accroissement des
mâchoires dans l'homme, par M. Miel. Dédiés à son président honoraire
perpétuel, M. le baron Corvisart, avec son portrait; septième vol. in-8°.
de 558 pag. ornés de neuf planches.   7 f. 50 c.

Le tome 8e. est sous presse.

———

DE L'IMPRIMERIE DE RICHOMME.

MANUEL

DE

SIPHILIXIE,

OU

NOTICE SUR LE VIRUS,

LES EFFETS, LA CONTAGION, LE TRAITEMENT, LES PRÉSERVATIFS ET LES ERREURS POPULAIRES

DE LA MALADIE VÉNÉRIENNE.

Enrichi de Tableaux.

PAR M. L. FOURNIER,

Docteur-Médecin ; ancien élève à l'Hôpital des Vénériens et à la maison de Santé du Faubourg St.-Jacques.

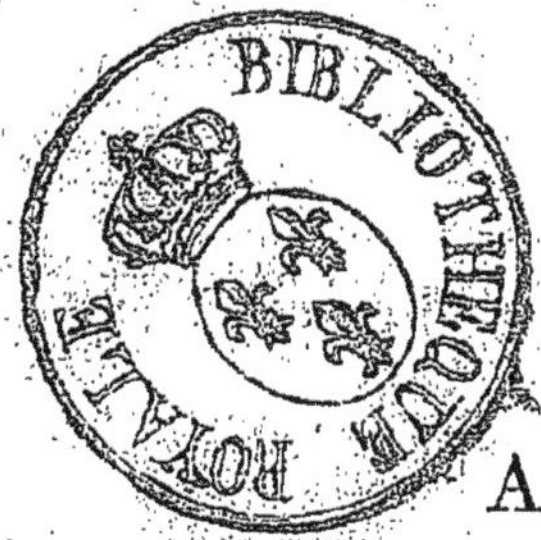

> He feels the necessity of requesting theat indulgence wich every author needs and claims.
>
> JOHN BELL.

A PARIS,

CHEZ
- GUITEL, Libraire, rue J. J. Rousseau, N°. 5.
- MÉQUIGNON - MARVIS, Libraire, rue de l'Ecole de Médecine, N°. 9.
- GABON, Libraire, rue de l'Ecole de Médecine, N°. 13.
- CROULLEBOIS, Libraire, rue des Mathurins, N°. 17.
- CROCHARD, rue de Sorbonne, N°. 3.
- L'AUTEUR, rue Neuve-St.-Eustache, N°. 19.

1817.

A

Monsieur MARJOLIN,

DOCTEUR-MÉDECIN;

Chirurgien du Roi, par quartier, chirurgien
en second de l'Hôtel-Dieu, médecin du
4e. dispensaire, etc., etc., etc.

M. L. FOURNIER.

AVANT-PROPOS.

Il paraît difficile de donner une très-
bonne définition de la siphilis : on peut
dire que c'est une maladie qui est contagieuse le plus ordinairement par l'union
des sexes, et qui, en général, produit
d'abord des effets locaux, puis se porte
dans la masse des humeurs, et détermine d'autres effets particuliers, dans
diverses parties du corps.

Il y a des auteurs qui prétendent que
cette maladie est connue dans l'Inde depuis un temps immémorial. Elle n'a été
observée en Europe que depuis trois
siècles. Elle s'est d'abord montrée si grave,
que le parlement de Paris et celui d'E-
dimbourg rendirent un arrêt qui obligeait
les malades, sous peine de mort, de se
retirer hors de ces capitales, jusqu'à leur
guérison. Elle fut ensuite si répandue,

que, selon Érasme, il était du bon ton, parmi les gens de cour, d'en être atteint. Aujourd'hui les Espagnols, et quelques autres peuples, ne la regardent pas comme une maladie plus honteuse que les autres.

Cette affection est moins fâcheuse maintenant qu'elle ne l'a été dans son principe ; néanmoins, elle demande des soins qui sont généralement bien au-dessus du savoir de beaucoup de personnes qui veulent la traiter. Son traitement exige des connaissances bien plus étendues que ne se l'imagine le vulgaire, ne fut-ce que pour en déterminer la durée, ainsi que le choix des moyens de guérison, la préparation et le procédé ou manière de les administrer, les plus convenables aux circonstances. Je puis répéter ici ce que j'ai dit dans ma dissertation inaugurale : La siphilis est un Prothée ; il n'est point de maladie qui se montre sous un plus grand nombre

de lésions ou altérations différentes ;
nulle autre affection de l'économie animale n'est susceptible de revêtir des
formes si multipliées et si variées ; aussi
est-ce celle qui a fait naître le plus d'erreurs populaires. Que de préjugés bizarres
et dangereux règnent sur cette maladie !
c'est celle dont le traitement a été livré
le plus généralement à l'aveugle impéritie
ou au téméraire charlatanisme, et a été
le sujet d'un plus grand nombre de faux
spécifiques et de remèdes secrets. Que de
préservatifs impuissans, que de folles re-
cettes, que d'absurdes moyens contre
l'affection vénérienne, depuis Béranger
de Carpi, qui a trouvé le vrai remède,
lorsqu'il est convenablement administré !
Des charlatans, des gens du peuple, ont
des médicamens pour prévenir ou pour
combattre cette affection.

Fourbes audacieux, ou ignorans in-
sensés, ils trompent les malades par un
fol espoir ; ils les privent des véritables

moyens de guérison, ils les font souffrir davantage, et les exposent à un danger plus grand que le mal abandonné à lui-même.

Ce sont les limites de l'empire de ce charlatanisme que je me propose spécialement de resserrer, en exposant aux gens du monde toutes les difficultés que présente quelquefois cette maladie à être exactement reconnue, à être traitée convenablement : mon but est de leur faire entrevoir ces difficultés, de les mettre à même de connaître toutes les circonstances qui doivent faire élever des doutes sur le diagnostique ou détermination de cette affection, et qui peuvent la faire confondre avec des effets qui n'en sont pas le résultat, afin que ceux qui en sont atteints puissent éviter l'erreur où un charlatan chercherait à les plonger, éviter celle où un ignorant peut les entraîner involontairement, et apercevoir l'abîme de maux dans lequel l'un ou l'autre peut les engloutir : mon but principal, dis-je, est de donner à ces malades les connais- sances et les instructions nécessaires pour qu'ils aient la prudence réfléchie et l'at- tention sage de ne se livrer qu'aux mains d'hommes vraiment instruits ; pour qu'ils puissent apprécier, autant qu'il est pos- sible, le mérite de la personne à laquelle ils se confient, et sur-tout pour que plus d'un puisse se mettre à l'abri du regret de faire brûler et sa femme et son fils du feu qui le consume ; enfin, pour parler plus généralement encore, mon but tout entier est, si j'ose l'espérer, de répandre des notions suffisantes pour réduire les progrès d'un incendie entretenu par l'ali- ment que lui fournissent l'ignorance, le mensonge et l'erreur.

Je ne m'étendrai pas ici sur la gravité de cette maladie, qui se fait ressentir dans tous les lieux et dans toutes les circons- tances ; je ne dirai pas que c'est un des plus grands fléaux de l'humanité : la lecture de l'ouvrage, en la faisant connaître, fera sur les esprits une impression plus profonde et plus juste.

Ce Manuel ne renferme que les seules notions que les personnes du monde doivent avoir de la siphilis pour en connaître la véritable nature, pour leur servir de guide dans ce qu'elles ont à faire quand elles en sont atteintes, et pour qu'elles ne soient point exposées aux erreurs nombreuses où elles peuvent tomber en tout ce qui concerne cette affection. On y trouve une Table raisonnée des maux que ce virus engendre. Cette Table met sous les yeux des lecteurs l'ensemble des effets nombreux et bizarres qu'il peut produire ; elle doit leur servir en outre pour définir les termes qui désignent ces symptômes ou effets, s'ils ne leur sont point connus : ils devront jeter les yeux dessus à mesure qu'ils rencontreront une de ces dénominations.

J'ai également mis en tableau les médicamens principaux par lesquels on a combattu ou l'on combat ce mal septique, afin que l'on puisse juger facilement de leur nombre ; et pour faire apprécier aisément la valeur de chacun des médicamens dont on pourrait conseiller l'usage, je marque de ce signe [?] ceux qui, employés isolément, ont une action douteuse, ou peuvent être seulement des accessoires. J'emploie le même signe pour indiquer ceux dont la composition peu connue n'est que soupçonnée. Cet autre signe [!] fera connaître les moyens qui doivent être abandonnés, soit parce que l'usage pourrait en être dangereux, ou parce que l'effet en serait nul.

Le premier signe se trouve dans le Tableau des symptômes ou effets siphilitiques ; il désigne ceux qui ne sont pas d'ordinaire dépendans de ce virus, et qui ne lui sont pas aussi particuliers que les autres.

La plupart des personnes, et les médecins sur-tout, savent les dangereux effets que peuvent produire les traités complets de médecine populaire, qui indiquent le traitement des maladies; en effet, le vulgaire ne sachant ni diriger ni modifier ce traitement, selon les circonstances, les moyens curatifs deviennent dangereux entre ses mains, au lieu de guérir. Mais autant ces ouvrages peuvent nuire, autant des ouvrages destinés seulement à répandre dans le peuple des instructions sur les préservatifs et sur les dangers des maladies, et destinés sur-tout à combattre les erreurs relatives à la médecine, peuvent être utiles. Si les premiers sont en trop grand nombre, on peut dire que ceux-ci ne sont pas assez nombreux.

C'est en partie d'après ces assertions que j'ai été porté à publier ce Manuel : j'ai pensé aussi qu'il pourrait mériter l'attention des personnes qui s'adonnent à l'art de guérir, parce que les nom-

breux ouvrages publiés sur cette maladie
ne traitent pas, ou ne traitent qu'incomplètement des objets qui font le sujet
de plusieurs des articles de celui-ci, lequel peut servir de complément à l'ouvrage de M. Lagneau, par exemple. Il
ne présente point d'ailleurs la matière
sous le même point de vue que les traités
complets : ne renfermant que des géné-
ralités, il contient un choix de préceptes,
ou de leçons des auteurs les plus estimés
et des plus habiles observateurs. L'on
n'y trouvera rien qui ne soit conforme
au sentiment des gens de l'art les plus
expérimentés ; et s'il s'y rencontre quelques opinions qui me sont particulières,
elles m'ont été inspirées par l'expérience
ou par une saine doctrine.

Si, vu la difficulté de la matière de
certains chapitres de cet opuscule, j'é-
prouve de justes critiques de la part des
gens de l'art, je les avertis que

J'aime le vrai, je me plais à l'entendre.
VOLTAIRE.

Si ce Manuel a quelques succès, je croirai avoir bien fait, et avoir été utile; dans tous les cas, je pense qu'il peut du moins servir aux personnes qui traitent la siphilis; mais réussir entièrement dans mon dessein, ce serait faire plus que ne fit Hercule, lorsqu'il nétoya les écuries d'Augias, qui infectaient la Grèce. (1)

------

(1) M. Delarue a aussi publié une brochure contre le charlatanisme dans ces maladies; mais il cherche à le dévoiler d'une manière toute différente de la nôtre.

MANUEL

DE

SIPHILIXIE.

HISTOIRE ET ORIGINE.

DE tous temps, les parties de la génération ont été affectées de maux peu différens de ceux qui proviennent du virus siphilitique. Les Grecs, les Latins, et d'autres écrivains antérieurs à la fin du 15me siècle, nous ont fait connaître la gonorrhée (1), et ont fait mention d'ulcères, de pourritures, d'anthrax, d'excroissances, observées sur ces parties, ainsi que de gonflement des glandes des aines.

Mais ce n'est qu'entre les années 1493 et 1495 que l'on a observé, en Europe, la siphilis qu'on y peut dire inconnue jusqu'alors. Elle était tellement contagieuse et dévastatrice, qu'on la considéra comme pestilentielle (*scorra pestilentialis*), parce qu'elle se communiquait par les ustensiles, par les vêtemens, et même par l'air,

---

(1) Moïse a fait plusieurs lois à ce sujet.

sélon certains auteurs, et parce qu'elle était souvent funeste. C'est principalement à Naples qu'elle se montra d'abord (mal napolitain). De l'Italie, l'armée française, qui s'y était portée sous les ordres de Charles VIII (mal français), la dissémina dans d'autres parties de l'Europe. Peu après, cette maladie fut désignée sous le nom de gore ou vérole, à cause des pustules qui l'accompagnaient constamment alors; puis, à cause de son plus fréquent mode de contagion, on la dénomma mal vénérien. Le nom de siphilis lui a été donné par l'ingénieux Fracastor, dans son poëme *de Syphilitide.*

On est très-incertain sur le pays natal de la siphilis. A l'époque à laquelle Colomb aborda aux îles Caraïbes et en Amérique, cette maladie y était regardée comme endémique et ancienne. Alors l'on connut aussi l'yaws d'Afrique.

Les auteurs ne s'accordent pas à dire qu'elle nous ait été apportée par les flottes de Colomb; de sorte qu'on ne peut point décider si elle vient d'Amérique, quoique beaucoup d'entre eux le prétendent, et que ce soit l'opinion la plus répandue, ou si elle vient d'une autre contrée, ou bien si elle est née spontanément en Europe et ailleurs.

Plusieurs auteurs la font aussi ancienne que l'enfance du monde; quelques-uns de ceux-ci

lui donnent pour berceau toute la zône tor-
ride ; quelques autres présument que ce mal a
pris naissance chez d'anciens peuples d'Asie,
où les filles se prostituaient par religion, devant
des idoles adorées sous des noms divers (1), et
qu'il fut transmis, avec ces pratiques religieuses
obscènes, aux Grecs et aux Romains, chez
lesquels ce culte finit par dégénérer en libertinage. M. Swediaur conjecture que la siphilis

____

(1) Voyez l'ouvrage intitulé : *Des Divinités génératrices,*
on *du Culte du Phallus*, par J. A. D......, in-8°.

On pourrait dire que dans les temps modernes on a
trouvé dans un grand nombre de pays d'autres coutumes
singulières relatives à la génération. Différens voyageurs
nous ont appris que les danseuses ou Bayadères qui servaient au culte, dans les pagodes de l'Indostan, étaient
des religieuses de prostitution ; qu'au Japon les religieuses étaient également des courtisannes ; que les
Otahitiens, les Lapons, etc. donnaient leurs femmes
et leurs filles aux étrangers ; que la polyandrie était
commune dans le Thibet et le Boutan, ou plutôt qu'une
seule femme y servait à toute une famille ; qu'au Congo,
au Malabar, les princesses ont le droit de prendre des
maris et de les répudier toutes les fois qu'il leur plaît.
La polygamie polygine existe dans une grande partie de
l'Asie et de l'Afrique : on l'a observée aussi chez les
sauvages du Nord de l'Amérique. En Géorgie, on loue
l'impudicité des filles, tandis que la jalousie des Arabes
les portent à infibuler leurs femmes et leurs filles, coutume qui s'observe aussi chez d'autres nations.

a pu régner sur tout le globe sous d'autres apparences avant d'être modifiée comme elle
l'est aujourd'hui , et que, comme la lèpre , elle
pourra être détruite.

La formation originaire du virus est plus incertaine encore. Nous ne pouvons pas dire à
quoi ce venin ou poison est dû. La cause première de ce virus est-elle au-dedans de nous ou
hors de nous ? Dépend-elle de l'air , comme
quelques auteurs l'ont cru ? Ce virus peut-il naître
de la débauche dans les plaisirs de l'amour,
comme l'ont pensé Blegny et d'autres auteurs, et
dernièrement encore M. Sacombe ? (1) provient-il
du crime de bestialité, comme le veulent quelques autres écrivains ? peut-on conjecturer qu'il
est dû à une piqûre d'insectes venimeux (Swediaur)? ne tire-t-il pas son origine du judham

---

(1) On sait que ce libertinage était extrême , à Rome ,
sous les empereurs , et pourtant les médecins ou les historiens ne nous apprennent pas qu'une maladie semblable
à celle-ci fut commune dans cette capitale du monde ,
ni que Julie , Tibère , Caligula , Messaline , Néron , Hé-
liogabale , ou d'autres personnages dont les historiens
rapportent les excès crapuleux en ce genre , en aient été
tourmentés , tandis que des historiens des temps plus
modernes citent des rois qui se sont ressentis de ce mal,
pour avoir joui des plaisirs d'une volupté plus décente et
plus noble.

des Indous ou lèpre des Hébreux ? Plusieurs de ces questions ne peuvent se résoudre ; mais cette dernière conjecture paraît la plus vraisemblable. On a encore créé sur l'origine de ce mal mille fables que nous passons sous silence.

On doit sans doute, d'après certains auteurs, prendre pour des variétés de la siphilis, l'yaws d'Afrique, le pian d'Amérique, le sibbens des Ecossais, puisqu'on regarde généralement ainsi la nouvelle maladie du Canada, le radzygé de Norwège et le scherlievo de Dalmatie : toutes ces maladies sont guéries par le mercure, et elles sont semblables à ce que présentait, dans son origine, la vérole dont les symptômes ont pu se modifier, comme ils se sont radoucis sans doute par l'influence du traitement.

Les symptômes de cette maladie, à cette époque, étaient 1°. une éruption générale de pustules ; 2°. des excroissances qui se développaient sur-tout au visage, qui formaient souvent des ulcères rongeurs, et détruisaient ainsi les yeux, le nez, les pieds et les mains ; 3°. des douleurs ostéocopes insupportables, la chute des poils, des cheveux et des ongles ; 4°. une apathie et un affaiblissement universel, très-souvent même la mort en était la suite. Alors aussi ce mal se propageait, comme nous l'avons déjà dit, avec la plus grande facilité.

Aujourd'hui, comme il a diminué peu à peu d'activité et de force, il ne se contracte plus que par le contact immédiat du virus, et ne donne d'apparence d'action qu'après plusieurs jours, quelquefois qu'après plusieurs semaines, et même après un temps plus long encore.

Il est des régions du globe où ce fléau montre encore toute la malignité des premiers temps. A Otahiti, il fait de grands ravages; les Sybériens et les Tartares sont encore pour ainsi dire décimés par ce fléau terrible. Dans l'Amérique méridionale et à Naples, au contraire, les habitans y font peu d'attention, à cause de sa bénignité dans les premiers degrés. On a observé que lorsque cette maladie paraît pour la première fois dans une contrée, sur-tout dans un climat froid, elle s'y fait sentir avec beaucoup de violence : les Canadiens en sont la triste preuve; chez eux, nous dit-on, elle est contagieuse par l'air même.

NATURE DU VIRUS.

Comme l'analyse chimique est impuissante pour reconnaître l'essence des virus, le poison animal ou virus particulier dont les maladies vénériennes tirent leur source est d'une nature qui nous est entièrement inconnue. Ce délétère a été comparé à un levain : on l'a regardé comme un principe coagulant, acide, alkalin, putride. Des auteurs ont prétendu que ce n'était que le fluide électrique altéré. Hamptmann croyait que de petits animaux rongeurs le composaient. Astruc le considère comme n'étant que les humeurs naturelles elles-mêmes dégénérées, et pense que toutes nos humeurs, sur-tout la semence, peuvent éprouver cette dégénération : mais toutes ces opinions ne sont que de fausses hypothèses.

Tout ce que nous savons de certain sur la nature du virus siphilitique, c'est qu'il a une grande fixité aux humeurs auxquelles il est mêlé, qu'il n'est contagieux que par l'intermède de l'humeur avec laquelle il est en mixtion, qu'il a une affinité particulière pour les sucs muqueux, qu'il semble pouvoir être uni quelquefois au sang, qu'il paraît être dépouillé de sa force contagieuse après un certain temps d'exposition à l'air, mais qu'il n'en est pas dépouillé subitement par les caustiques. Swediaur et d'autres écrivains l'attestent. Il est prouvé qu'il ne repousse pas, comme le font d'autres virus, une nouvelle infection surajoutée ; aussi peut-on voir des chancres se manifester sur un individu qui s'expose à l'infection, quoiqu'il ait déjà une gonorrhée ou un autre effet siphilitique, et la guérison de ces premiers symptômes être indépendante de celle du deuxième. Selon Bell, il agit d'abord sur les fluides.

Ce virus n'est pas susceptible de dégénération vraie, je veux dire de se changer en un autre principe morbifique; par conséquent les prétendues dégénérescences de la siphilis ne sont que des maladies qui sont le résultat de certaines dispositions dont l'action du virus vénérien a aidé le développement ou la production.

Nous taisons les hypothèses futiles qu'on a établies pour en expliquer la conservation et la multiplication dans le corps, ou l'action sur telle ou telle partie plutôt que sur toute autre.

ACTION.

Le virus vénérien produit son action par une sorte d'irritation spécifique qu'on peut nommer vénérienne, et qui est souvent avec inflammation. Cette irritation propre infecte alors la matière que fournit l'inflammation, et peut subsister long-temps après l'acte inflammatoire. Elle infecte aussi d'autres humeurs, comme nous le verrons par la suite.

L'aptitude et la tendance du virus à agir, et

la disposition à l'infection tiennent à l'influence de l'état actuel du sujet ; de là vient que l'action se montre plutôt ou plus tard, selon la disposition ou syncrase, locale ou générale de l'individu affecté ; que dans quelques-uns des cas où l'on s'expose à la contagion de la siphilis, on n'en est pas atteint, tandis que dans d'autres on en est atteint.

Il est des personnes qui présentent une grande susceptibilité à l'action du virus. Bosquillon rapporte avoir vu un jeune homme attaqué, pour la première fois, d'une vérole terrible qu'il avait contractée d'une femme avec laquelle un autre individu vivait habituellement sans en rien éprouver. J'ai vu pareille maladie chez un jeune homme qui, s'étant mis, dès l'apparition de son mal, entre les mains d'un médecin instruit, fut obligé, au troisième mois du traitement, d'entrer dans une maison de santé, à cause de plusieurs ulcères considérables qui lui étaient survenus sur le bas ventre et le haut des cuisses. (Ces ulcères avaient commencé par des pustules croûteuses.) Le malade resta dans cette maison environ cinq mois ; il y prit beaucoup de mercure en frictions, sans voir sa guérison s'avancer ; puis il se rendit à la maison de santé du faubourg St.-Jacques, où je l'ai vu rester encore près de cinq mois, pour parvenir à une guérison complète. Cette susceptibilité est plus ou moins marquée chez d'autres individus. Quant à la contagion, l'enfance, la faiblesse, l'ivresse, la chaleur la favorisent généralement, tandis que d'autres circonstances, sur-tout la sensibilité locale, peuvent l'empêcher dans certains cas.

L'action du virus offre des effets divers, selon l'organisation et les propriétés vitales ou genre de vie du lieu où elle s'opère, et selon la différence de la constitution propre à chaque individu : aussi voit-on ce virus, communiqué par la même personne, causer des symptômes ou effets maladifs différens. Vigarous, de Montpellier, a consigné dans ses écrits une observation où l'on voit que, sur six jeunes gens rendus malades par la même femme, il y en eut deux qui furent affectés de bubons et de chancres, deux autres dont le mal ne fut qu'un simple écoulement, que le cinquième fut affecté d'un chancre, que le dernier eut un bubon, et que les accidens de la maladie furent très-variés parmi ceux qui eurent les mêmes symptômes : car, des deux premiers il y en eut un qui mourut, sans doute aussi parce que d'autres causes ajoutèrent à la gravité du mal chez cet individu.

L'intensité de la siphilis varie en effet d'après le degré de virulence de son principe, d'après la sensibilité propre ou idiosyncrasique du sujet, d'après le climat, etc. Elle est plus grande et plus dangereuse quand le virus est absorbé de suite dans la masse du corps par une blessure ou par quelqu'autres voies directes.

On voit que par toutes ces causes on peut également expliquer pourquoi l'action du virus siphilitique est plus ou moins tardive à se développer : ainsi le virus peut rester sur le corps pendant quatre, cinq, six semaines, et même pendant des mois, avant d'agir localement ; quelquefois on observe même que quelque longue que soit la durée de son application sur une surface, il n'en résulte aucun symptôme, et qu'il est des gens qui ne sont point susceptibles d'éprouver cette corruption. De même aussi par l'inertie du virus, et par le peu de susceptibilité à l'action de ce délétère, il arrive que des individus, homme ou femme, peuvent avoir le virus caché et sans apparence aux parties génitales, plusieurs semaines avant de le voir produire sur eux des effets sensibles.

De ces mêmes causes dépendent encore les nombreuses manières d'être ou d'agir du virus passé dans le sang. Mais établissons ces deux différences de l'état du virus avant d'en parler.

L'action vénérienne présente deux grands modes auxquels l'on peut rapporter les diverses

apparences ou symptômes de l'infection : action
des effets immédiats et locaux, dits primitifs ;
action de diathèse, ou des effets médiats, suites
de l'absorption du virus dans le sang, dits se-
condaires.

Il est en outre une sorte d'action intermé-
diaire, ou action des effets accidentels provenant généralement de l'irritation sympathique
de l'action primitive : c'est l'action de métap-
tose ou de transport, commune à tant d'autres
maladies, et qui est aussi relative à l'infection
consécutive.

1°. L'indice de l'action primitive, parfois
précédée d'une fièvre symptômatique, est d'ordinaire une inflammation superficielle ou érysi-
pélateuse. L'inflammation n'est pourtant pas
constante et indispensable ; il en résulte que la
faculté contagieuse existe dans les chancres qui
sont presque cicatrisés, et dans la gonorrhée
où il ne s'écouple plus que du mucus : aussi
voit-on alors que souvent encore le virus se
communique. Nous devons aussi dire que des
femmes ou des hommes chez qui l'on ne trouve
pas d'inflammation, peuvent néanmoins transmettre le virus, comme le remarque Hunter,
seulement pour les cas d'infection locale, puisqu'il n'admet de contagion que par le pus.

Le virus, dans ce mode d'action, s'il se

porte sur les muqueuses ou surfaces rouges, telles que celles des parties génitales, par exemple, n'a d'abord d'autre siége ou foyer que les cryptes ou lacunes de ces membranes, à cause de l'affinité particulière qu'il a pour leur mucus; et dans le cas de blennorrhagie, il est adouci par le flux d'humeur qui résulte de cette affection; de sorte que, quant à la contagion et quant à l'absorption, il n'agit pas tout-à-fait avec la même énergie à différentes époques et dans différens cas, à cause sans doute d'une plus ou moins grande diluvion ou dissolution dans l'humeur ou pus, qui, par sa quantité, entraîne et mitige ce virus, en le noyant en quelque sorte, et peut même annihiler la contagion. Je veux dire que cette diluvion variable est encore une raison pour laquelle l'on échappe parfois à la contagion d'une blennorrhagie : de là vient aussi que l'action consécutive est assez rarement due à cette affection.

L'époque de l'évidence de l'action primitive varie selon les symptômes et selon les causes déjà indiquées en parlant de l'action du virus en général.

Pour les chancres, il suffit de moins de vingt-quatre heures pour qu'ils apparaissent : la chaudepisse se montre souvent après deux, trois ou quatre jours : quelquefois, au contraire il faut peut-être quelques mois pour que l'action commence à se faire; et de plus il arrive que l'irritation vénérienne, dans cette action, peut être arrêtée par une irritation plus forte, une fièvre inflammatoire, par exemple.

Ainsi l'on voit assez souvent cette action cesser, et les effets disparaître pendant une maladie aiguë, mais c'est seulement pour un temps; l'infection consécutive se manifeste ordinairement tôt ou tard.

Cette action se porte sur les surfaces rouges, ou membranes muqueuses, sur la peau, les cicatrices, les chairs dénudées, les glandes lymphatiques, et c'est sur ces parties que siégent les effets qu'elle produit.

2°. L'indice de l'action secondaire ou consécutive est une espèce d'excitation assez souvent annoncée par des frissons, par la langueur, des douleurs erratiques des muscles, l'affaiblissement, la maigreur, ou par une sorte de fièvre lente, prodromes ou accompagnemens que l'apparition des symptômes ou effets diminue souvent.

Ce temps d'incubation où le mal reste sans apparence, et sur lequel on a tant raisonné et discouru, varie selon les personnes : chez plusieurs individus, il ne faut que quelques jours après l'absorption ou introduction du virus dans le corps, une quinzaine, par exemple, pour que les symptômes apparaissent ; chez d'autres, il s'écoule plusieurs semaines avant que rien ne soit évident ; dans d'autres encore, il s'écoule plusieurs mois, sur-tout si l'action a été retardée par un traitement qui n'a point suffi pour la combattre.

L'incubation peut même assez fréquemment durer plusieurs années. Le terme moyen de la durée de cette incubation est de cinq à six semaines ; très-souvent aussi elle se prolonge jusqu'à quatre, huit, douze mois. Ce n'est que rarement que l'action consécutive reste dans une telle lenteur ou plutôt une telle inertie, que son incubation dure des années, savoir trois, quatre, cinq et plus. J. L. Petit dit que cette action peut rester vingt ans et même quarante sans évidence. (1)

J'ai vu à la maison de santé du faubourg St.-Jacques un habitant de Montmartre, âgé d'environ soixante ans, dont presque tout le gland de la verge avait été rongé, vers la couronne, par un ulcère sordide et vénérien, existant depuis quinze mois, s'étant presque cicatrisé sous l'influence d'un traitement mercuriel, puis s'étant r'ouvert pendant une interruption dans

____

(1) Voyez ce qu'on pense de cette opinion, dans la suite de cet ouvrage, au chapitre du Diagnostique.

le traitement : quelques pustules éteintes avaient aussi reparu.

Ce malade m'a assuré que, depuis plus de douze ans qu'il était marié, il ne s'était point exposé à la contagion ; mais que, quelque temps avant son mariage, il avait eu des chaudepisses et des chancres dont il avait été traité assez légèrement. Sa femme n'était nullement malade.

J'ai vu, dans le même endroit, un homme de trente-deux ans, naturalisé depuis long-temps dans la partie méridionale des Etats-Unis d'Amérique, d'où il était arrivé depuis six mois, qui avait plusieurs caries aux os du front et des environs, et une au tibia gauche. Il y avait plus de dix ans que ce malade avait vu paraître les commencemens de sa maladie, qui depuis avait été mal traitée, et avait fait des progrès lents. Ce malade paraissait devoir la cause de sa triste position à une nourrice des mains de laquelle on l'avait retiré, après s'être aperçu qu'elle était affectée de plusieurs ulcères et pustules cutanées. Pourtant jusqu'à sa vingt-deuxième année il n'avait rien éprouvé qui parût tenir à cette affection non plus qu'à une siphilis primitive. Dans son adolescence, il avait eu une fièvre provenant d'une croissance subite. Il avait acquis, peu à près cet âge, une constitution forte, était passé à Charleston où il s'était livré à une vie très-active, et où il s'était marié. Puis (il avait vingt-deux ans) il vit sa maladie se manifester par plusieurs ulcères sur les cuisses et les jambes. Sa femme et ses enfans, dont un a environ trois ans, sont bien portans. Il est peu de praticiens expérimentés qui n'aient vu des exemples du genre de ceux-ci.

Dans certains cas, l'on dirait qu'une cause étrangère et excitante, comme une maladie ou une débauche, ont déterminé cette action à s'établir. Ainsi l'on voit quelquefois la gonorrhée ou des bubons, etc. se manifester après une débauche ou après des fièvres (Carrère, Hunter, p. 328), et d'autres fois pendant le traitement de quelques symptômes, il survient des symptômes nouveaux.

L'on observe que chez les enfans l'infection héréditaire peut souvent rester , sans être évidente, pendant cinq à six ans; sans doute même l'action peut tarder quelquefois à paraître jusqu'à la puberté, ce dont j'ai vu plusieurs exemples; mais il ne faut pas croire que l'infection héréditaire puisse se montrer à l'âge adulte.

L'action consécutive n'a pas lieu ordinairement d'une manière continue; elle est aussi intermittente, et souvent, après avoir produit des effets divers et multipliés, elle s'arrête pour un temps, puis le virus redevient actif, assez souvent à l'occasion d'une maladie ou de la gestation, etc., comme nous venons de le voir pour des cas de la première apparition des symptômes.

Cette action peut avoir lieu d'emblée, ou par absorption primitive et sans effet local, soit que le virus ait été communiqué par la copulation, soit qu'il l'ait été de toute autre manière.

Des auteurs ne veulent point admettre cette vérole d'emblée; pourtant Fabre ne doit-il pas être cru entièrement lorsqu'il dit qu'un jeune homme ayant été ainsi affecté d'un ulcère à la gorge, communiqua la gonorrhée à une femme.

Au reste, l'infection produite de la sorte est bien reconnue; et entr'autres cas que j'ai observés, je pourrais rapporter une observation recueillie à l'Hôpital des vénériens, sur une femme affectée de pustules croûteuses et ulcérées.

Nous l'avons déjà dit, relativement aux autres circonstances bizarres de l'action vénérienne, la qualité du virus communiqué, et la constitution individuelle, donnent la raison de cette différence d'action.

Dans ce cas-ci, les effets paraissent plus rapides et plus fâcheux, le virus atteignant plus directement la masse du sang: c'est sans doute alors qu'on a vu la siphilis être aiguë dans sa marche et produire une mort prompte.

Hunter, Barthez et Darwin rejetaient la diathèse ou imprégnation humorale produite par la siphilis ; et pour expliquer l'action consécutive, ils admettaient une irritation spécifique du virus agissant par sympathie : mais la diathèse est bien plus réelle. Le mal vénérien n'est pas aussi benin que le prétendent ces médecins célèbres ; ce virus alors paraît bien plutôt infecter évidemment le sang, puisque dans cette infection constitutionnelle ou consécutive, les plaies se changent quelquefois en ulcères vénériens, et même fréquemment, lorsque la maladie est très-ancienne, selon le témoignage de Bell, qui dit avoir vu des piqûres de sangsues aux scrotum s'ulcérer ainsi. Mais les premiers auteurs nient cette ulcération des plaies, ulcération qui est, il est vrai, bien rarement observée.

Il est des faits qui attestent que le virus paraît pouvoir circuler avec le sang, et rester caché de la sorte, comme nous l'avons déjà fait remarquer, pendant un temps difficile à déterminer ; et quoiqu'on ait combattu l'opinion exagérée, il est vrai, de Petit et sur-tout de Sanchez et de Carrère, qui reconnaissent ainsi une vérole sans signes ou apparences, cette circulation du virus est confirmée, selon Petit-Radel, « par les effets fâcheux ou accidens vénériens que l'on voit résulter de la transpiration et de la bouche d'un malade, appliquée sur un individu sain ; par la pullulation des poireaux dans les lieux où l'on a laissé du sang sans être épongé ou bien essuyé, lorsqu'on a coupé ces végétations ; par la contagion qui est la suite d'une saignée faite avec une lancette qui a servi à un vérolé et qui n'a point été nétoyée ; » mais ces faits sont-ils assez prouvés, pour servir à cette assertion ? Nous le discuterons plus loin.

Il convient mieux ici de dire que par cette circulation du virus l'on peut expliquer pourquoi, après plusieurs années de continence, quelques personnes peuvent se voir attaquées de maux siphilitiques, dont la manifestation peut-être hâtée par le mauvais régime de ces individus.

Assez ordinairement l'action consécutive se porte d'abord sur les parties extérieures du corps. Ses premiers effets sont sur les parties molles, l'arrière bouche et la peau ; puis elle se fait apercevoir sur les tendons et sur l'enveloppe membraneuse des os ou périoste ; elle s'étend enfin sur les os, qui deviennent quelquefois malades plusieurs semaines, ou même assez souvent trois et quatre ans après un traitement insuffisant contre les premiers symptômes.

Mais cette marche n'a pas toujours lieu, et les os peuvent être malades les premiers ; pourtant on a voulu reconnaître ainsi trois périodes dans les progrès de la maladie, et admettre de même trois degrés dans la force du mal.

L'action métaptoïque est une sorte de transport subit du délétère, qui s'était fixé, et qui avait agi au lieu de son application, sur une autre partie où passe son influence, et où il produit des phénomènes ou effets variés.

Cette aberration du mal est également commune à la goutte, au rhumatisme, etc. On en a expliqué diversement la cause : elle paraît être due à un rapport sympathique.

Toute action du virus siphilitique vient d'une irritation qui paraît être particulière à l'homme (Hunter), ainsi que celle de quelques autres virus. Bru l'a voulu en vain inoculer sur des chiens. Ce virus a pu être avalé impunément comme le venin de la vipère.

L'action du virus siphilitique diminue ou cesse quelquefois complètement par la seule force de la constitution du malade : par cette force, le virus lui-même peut être anéanti, ainsi que l'avaient remarqué Astruc et d'autres auteurs qui l'ont précédé.

Il peut donc arriver, rarement néanmoins, qu'un bubon qui a disparu sans traitement, ne soit point suivi d'infection consécutive ; que l'infection consécutive elle-même guérisse spontanément, ce dont Van-Swieten rapporte un exemple très-remarquable, mais ce qui est infiniment rare, quand il n'y a pas eu de traitement antérieur.

On sait aussi que l'action vénérienne est mitigée par la chaleur ; car l'intensité de ce mal diminue en allant d'un pays froid dans un pays chaud : dans nos climats, la siphilis est moins grave et plus facilement guérie pendant l'été que pendant l'hiver.

EFFETS OU SYMPTOMES.

Nous avons vu que, par rapport à l'imprégnation locale ou générale de nos humeurs par le délétère, l'action de ce virus devait être distinguée en primitive et en consécutive.

Cette même division est généralement admise pour les effets qui en dépendent : ces effets sont aussi distingués depuis long-temps en primitifs et en consécutifs.

Les effets primitifs se montrent le plus souvent sur les parties génitales, parce qu'elles sont la voie la plus fréquente de la contagion. Ces effets sont un écoulement blennorrhagique (chaude-pisse), de petits ulcères rongeurs (chancres), souvent suivis du gonflement des glandes des aines (bubon), lequel doit être rangé parmi ces symptômes, et se montre assez souvent seul. On doit y ranger aussi de pareils gonflemens qui se développent dans l'aisselle ou au plis du coude, et dont on a observé plusieurs exemples, sur des chirurgiens et sur d'autres personnes, après de sales attouchemens. Celui dés aisselles arrive particulièrement chez les nourrices.

Hunter cite des cas de bubons primitifs du cou avec des chancres aux lèvres : on peut encore voir des végétations, des pustules se manifester primitivement.

Les effets ou symptômes consécutifs ordinaires sont des taches qui siégent à la peau, et qui sont d'une couleur rougeâtre, ou brune, ou jaunâtre; des pustules particulières paraissant sur-tout au front (corona veneris) et aux mains, et se transformant souvent en ulcères croûteux ou en dartres ; des ulcères de la peau, nommés rhagades, s'ils siégent à l'anus, ou aux mains, ou aux pieds, et qui peut-être bien rarement paraissent sur une partie blessée ; des végétations et des excroissances des muqueuses ou de la peau, qui, ainsi tuméfiée, s'ulcère quelquefois, sur-tout aux lieux où se font des frottemens, comme aux plis des cuisses. Ces végétations ont été diversement dénommées, d'après leur forme: poireaux, condylomes, choux-fleurs, fics, etc.; il y a encore d'autres symptômes consécutifs ordinaires à la siphilis; ce sont les ulcères sur les muqueuses, comme à la gorge, aux gencives qui en sont corrodées au point que les dents tombent; les bubons dans divers lieux; les douleurs térébrantes dans les os; les tuméfactions du tissu osseux, ou exostoses, prenant quelquefois l'os en totalité; la carie ou ulcération des os, sur-tout des os de la tête et de la jambe; les périostoses; les nodus; les tumeurs gommeuses circonscrites, blafardes et gélatineuses qui siégent dans le tissu cellulaire ou graisseux du périoste et des aponévroses des muscles, et qui finissent par s'ulcérer, ou par acquérir presque la dureté des os, mais qui restent souvent aussi pendant des années dans le même état; les douleurs rhumatisantes, errant entre les articulations; les tumeurs des tendons; les écoulemens des membranes muqueuses, écoulement qu'on a vu se faire par le nez, même sans ulcération de la membrane interne.

Outre que le virus reste quelquefois long-temps sans aucune apparence, et forme ainsi la siphilis occulte ou cachée de Sanchez et de Carrère, il engendre dans la siphilis secondaire invétérée, des effets si disparates et si obscurs dans leur nature, qu'ils semblent plutôt indiquer une autre maladie.

Ces effets sont un érysipèle chronique, des douleurs vagues et perpétuelles aux parties génitales, des douleurs et des gonflemens de rhumatisme chronique, des douleurs articulaires comme goutteuses, des névroses des organes,

des sens et du cerveau, telles que la surdité et
la cécité, souvent avec ulcération, telles aussi
que la céphalée, la paralysie, les convulsions
épileptiques : il peut encore engendrer l'impuis-
sance, dont M. Swediaur a guéri un malade
par le mercure ; la phthisie pulmonaire ulcéreuse ; un embarras de la rate ; des polypes du
cœur, avec anévrisme ; des engorgemens durs
ou skirrosités des testicules et des glandes ; des
lésions affectant tout le corps, comme la fièvre
hectique, lente ou nerveuse, les fièvres intermittentes (Bell, Fabre), le marasme par atrophie simple, ou émaciation sans vice apparent
dans les viscères et sans fièvre, et qui est générale ou bornée à quelques parties, celles de la
génération, par exemple ; la consomption (Tabes)
ou émaciation avec fièvre hectique, les névral-
gies ou douleurs dans les nerfs, et le rachitisme
selon quelques auteurs. On nomme toutes ces
affections maladies siphilitiques larvées, déguisées, cachées, anomales, dégénérées.

On voit encore, quand la vérole est très-invé-
térée, les os devenir cancéreux ou carcinoma-
teux, ou être tuméfiés par une corruption interne
(Spina ventosa), ou bien devenir friables.

Petit-Radel a eu occasion d'observer cette
friabilité des os sur une actrice qui se cassa la
jambe en sortant de son lit, et que l'on ne guérit

que par un traitement mercuriel très-long. Le-
ber, dit M. Swediaur, a observé pareille chose.

On voit aussi alors les ongles se désorganiser
et tomber (onglade). Cette vérole devient souvent mortelle : dans les pays chauds, elle se
change en lèpre, et des membres entiers tombent par lambeaux (M. Swediaur). On lit
dans Morgagni, qu'on a observé sur des cadavres des ulcères des reins, de la matrice et de la
vessie : des auteurs disent avoir vu des pustules
sur le foie.

La réunion d'un plus ou moins grand nombre
des effets consécutifs, comme l'existence d'un
seul, constitue, d'après les auteurs, la siphilis
proprement dite qui se montre souvent après
des années, même sans être précédée d'aucun
symptôme de la siphilis dite primitive, ce qui
prouve que la maladie siphilitique n'est qu'une
comme le principe qui l'engendre.

Les accidens métaptoïques qui sont sur-tout
la suite de la blennorrhagie peuvent être une
fluxion des testicules (chaudepisse dans les
bourses); un engorgement du poumon, d'où la
phthisie peut résulter ; la manie, le délire ou
frénésie ; une surdité avec bourdonnement et
écoulement par l'oreille ; une ophtalmie qui se
borne aux paupières ou devient ulcéreuse ; une
constriction au pharynx, à l'urètre ; des gon-

flemens douloureux des articulations, sur-tout de celles du coude et du genou (gonocèle); quelquefois encore des gonflemens du périoste des os souscutanés (arthritis syphilitica), des paralysies partielles, un écoulement purulent par le nez, la dysenterie, des bubons dans les aisselles, une suppuration de la peau. On a vu des bubons disparaître d'une partie et se porter dans une autre, ou bien produire des accidens fâcheux. Les métaptoses de la siphilis secondaire ne présentent rien de particulier, et se rapportent à l'intermittence d'action : c'est pourquoi nous n'en parlons point.

Maintenant que nous connaissons tous les effets de la siphilis; pour que l'on puisse juger d'un coup-d'œil du nombre et de la variété des effets de ce mal, je vais en donner un tableau synoptique raisonné, en les rapportant à une classification nosologique, selon leur nature, et suivant l'ordre dans lequel un ouvrage complet sur la siphilis devrait les exposer.

Dans ce tableau j'indique le siége du mal, pour faire connaître toutes les parties sur lesquelles l'action du virus peut se porter. Fait de la sorte, il présentera la nature de tous les symptômes, et donnera la définition des termes qui les désignent.

Pour satisfaire encore davantage la curiosité

de certains malades, qui veulent eux-mêmes chercher à connaître leur maladie, j'ai compris aussi dans ce tableau les différens caractères les plus essentiels aux symptômes les plus communs de la siphilis. Les symptômes qui sont très-rarement dûs à cette affection sont marqués d'un point d'interrogation [?], signe qui doit les faire distinguer des premiers.

DIAGNOSTIQUE.

Il est généralement assez facile de reconnaître cette maladie ; mais aussi, dans plusieurs circonstances, le diagnostique en est souvent très-difficile, ce qui fait que quelques personnes prennent toujours ou font passer pour maladies siphilitiques, des gonorrhées, des fleurs blanches, des ulcères des parties génitales, des verrues, des pustules, des douleurs, des ulcères à la bouche, etc., qui ne dépendent pas de ce virus. Ce sont sur-tout les maladies larvées ou déguisées qui servent au charlatanisme.

Les malades ne doivent pas ignorer que tous les grands praticiens (Petit, Fabre, Mrs. Percy, Dubois, Cullerrier, etc.) ont reconnu, et l'on ne le peut nier, que la vérole se manifeste quelquefois, souvent même, par des signes si équivoques, qu'il faut de la part des médecins qui s'en occupent journellement, autant de perspicacité que de savoir pour en déterminer le caractère (Lombard). Nous avons vu qu'elle se cache sous le voile de symptômes qui n'ont point de rapport exclusif avec son virus, et qui peuvent dépendre de toutes les causes de maladie.

Je vais m'étendre un peu sur ces cas douteux, et indiquer les affections qui, sans tenir à ce principe, peuvent être en tout semblables à celles qui en sont dépendantes. Ces remarques serviront beaucoup aux malades pour leur inspirer la juste crainte qu'ils doivent avoir de se confier à des gens dont le savoir peut être mis en doute; elles serviront sur-tout à faire connaître à ceux-ci l'attention et la réserve souvent nécessaires pour établir leur diagnostique, si toutefois ils ne sont point des charlatans éhontés.

Disons d'abord ce dont il faut tenir compte, ou ce qu'il faut avoir présent à l'esprit, relativement aux symptômes ou effets primitifs, pour éviter l'erreur.

1°. Ecoulemens.

Il faut savoir qu'il y a souvent des écoulemens qui ne sont pas siphilitiques. Beaucoup de femmes enceintes ont un écoulement muqueux, d'autres femmes en ont un d'une nature différente, avant ou après leurs règles, et les filles sont souvent affectées de fleurs blanches à diverses époques de la vie, à la dentition, à la puberté, par exemple.

Il faut savoir aussi que la défloration peut en occasionner, ainsi que l'usage de la bière, du poivre et des diurétiques âcres, de même que la copulation ou le coït pénible et forcé, les lotions de savon, etc.; qu'il y en a de rhumatiques, de scorbutiques, de dartreux, etc. Pour distinguer ces divers écoulemens d'avec les écoulemens siphilitiques, il y a souvent une très-grande difficulté, cela est même quelquefois impossible, quoiqué cependant la durée, la marche et les symptômes concommittans en fassent découvrir assez ordinairement la cause.

On ne doit point douter qu'un écoulement siphilitique produise la vérole confirmée ou consécutive, quoique cela n'arrive pourtant pas très-fréquemment. Hunter dit que sur cent fois que cette vérole est produite, elle l'est une fois par cette cause et quatre-vingt-dix-neuf fois par des chancres.

Des médecins anglais, sur-tout Bell, ont voulu nier que la blennorrhagie pût être jamais siphilitique; mais Harrisson dit en avoir produit une avec le pus d'un chancre. On ne peut sur-tout se refuser à l'expérience journalière, qui prouve l'identité du virus de la blennorrhagie et du chancre, puisqu'une personne affectée d'un de ces symptômes, peut communiquer également l'un et l'autre.

L'expérience prouve également que s'il y a un écoulement vraiment siphilitique, il y en a aussi d'une autre nature, qui ne sont point contagieux, ou qui, contagieux sans être pourtant siphilitiques, sont capables, par leur acrimonie, de se compliquer d'ulcérations.

L'écoulement siphilitique des yeux est assez rarement primitif, mais nous verrons pourtant qu'il peut être occasionné par le contact du virus sur l'œil, comme dans les exemples rapportés par Astruc et par M. Chaussier, et que nous citerons plus loin, de même encore que chez les enfans, en venant au monde.

L'écoulement qui se montre sous le prépuce chez l'homme, ou la chaudepisse bâtarde, a souvent pour toute cause la malpropreté, le frottement de l'équitation.

2°. CHANCRES.

On a remarqué, depuis les premiers temps de l'histoire de l'art, des ulcères dans la bouche et à l'oreille chez des enfans bien portans : il peut en naître aux parties génitales de l'homme, par une acrimonie, les scrophules, le vice dartreux ; par les fleurs blanches, ou par les règles (1)

______

(1) Les Juifs séquestraient les femmes pendant qu'elles avaient leurs règles.

des femmes; par un coït pénible et forcé; par la
matière abondante et malpropre qui couvre la
surface du gland et du prépuce, cause qui peut
même, avec un coït pénible, les compliquer de
phymosis.

De plus, dans les pays chauds, il se montre
aussi un ulcère charboneux sur les parties de
la génération, et c'est sans doute à ces trois
derniers inconvéniens qu'est due l'origine de la
circoncision des Juifs, des nègres de Guinée
et des Mahométans.

Chez les femmes, il peut se former aussi des
ulcères par les mêmes causes, et sur-tout par la
défloration, par la masturbation ou par une
inflammation des parties. Bru dit donc avec
raison que l'on traite souvent comme siphilitiques des ulcères des parties génitales, qui ne
proviennent nullement de ce virus. Ces ulcères
non vénériens existant chez les femmes, peuvent, d'après les anciens auteurs, se communiquer aux hommes, comme il arrive pour certains écoulemens de nature non siphilitique.

3°. Relativement aux végétations et aux pustules primitives, il faut noter qu'il peut venir
souvent, par l'effet d'une irritation extérieure,
ou d'une disposition intérieure, de petits boutons aux parties génitales, et sur-tout chez les
femmes; et qu'il ne faut pas s'en laisser imposer
par ces éruptions passagères.

4°. BUBONS.

Ils peuvent dépendre d'une marche forcée, d'un coup, de la croissance, d'une plaie aux membres, de furoncles voisins, des scrophules: on peut les confondre avec des abcès et même des descentes.

Si nous passons à la siphilis consécutive ou confirmée, nous devons avertir que c'est à cette siphilis sur-tout que se rapporte le dire de Lombard : c'est elle qui présente de très-grandes difficultés dans le diagnostique : car le virus siphilitique est devenu alors, pour emprunter le langage du professeur Richerand, un véritable Prothée, dont la dangereuse nature échappe aux yeux les plus clairvoyans.

Pour s'éclairer sur ce point, qui offre très-souvent des cas très-épineux lorsque la maladie est ancienne, lorsqu'elle est gagnée d'emblée, ou lorsqu'elle est compliquée avec le scorbut, etc. il faut s'aider de la connaissance des symptômes précurseurs, de la marche et de la nature du mal, de l'état des enfans qui ont pu naître, etc. (Voyez Fabre, p. 273, t. 1, édit. de 1768). On doit encore porter son attention à regarder s'il n'y a point de cicatrices aux parties génitales ou des duretés aux glandes des aines. Mais malgré la plus grande attention et une sagacité extrême, il est quelquefois même impossible de distinguer des affections siphilitiques peu caractérisées, et existant isolément, d'avec d'autres maladies. On ne peut déterminer la nature du mal que par la réunion de plusieurs symptômes, et rarement ces symptômes sont seuls, ou par plusieurs des circonstances que nous indiquons.

Après ce que nous venons de dire sur la difficulté du diagnostique, nous remarquerons particulièrement que les écoulemens, les ulcères, les pustules, les bubons siphilitiques consécutifs ont des caractères très-peu distincts, et qu'on n'en connaît la nature qu'à l'aide de leur union entre eux, et des précautions déjà énoncées; nous remarquerons que l'on a confondu les boutons qui se montrent sur le front des jeunes gens, avec pareils boutons vénériens formant ce qu'on appelle la couronne de Vénus; des ulcères vénériens avec des ulcérations dépendantes de l'emploi du mercure, et que l'on a vu durer ou se reproduire à la bouche pendant des années; nous remarquerons que de pareilles méprises sont très-fréquentes pour les ulcères scorbutiques, pour les ulcères produits par la carie ou par le tartre des dents, par des aphtes : quelquefois aussi on a pris pour des ulcérations vénériennes une matière blanchâtre qui recouvre les amygdales, et qui se forme par l'effet d'un simple mal de gorge.

Quant aux végétations, le lecteur doit se souvenir qu'on a pu s'en laisser imposer chez les femmes, en regardant comme telles les caroneuses formées par la rupture de la membrane hymen; qu'il en est qui sont produites par une simple irritation locale, et qu'assez souvent elles proviennent d'une cause non vénérienne, sur-tout chez les enfans et chez les femmes enceintes, ou chez les personnes affectées d'un écoulement.

Divers auteurs ont été jusqu'à prétendre, de même que pour la gonorrhagie, qu'elles n'étaient jamais un symptôme produit par la siphilis. Souvent elles repullulent, même après avoir été brûlées, et malgré que le virus était détruit. Des ignorans ont pris des papilles de la base de la langue pour des végétations.

Remarquons encore que les taches vénériennes ne doivent pas être confondues avec celles que produit le vice scorbutique ou un vice du foie, ni avec celles qui se voient chez des femmes grosses; que la gonorrhée consécutive est rare; que les exostoses peuvent dépendre des scrophules ou humeurs froides, etc., ou bien être la suite d'un coup; et que la carie tient souvent aux scrophules, au rachitis, au scorbut, ou à une cause locale.

Il faut faire attention que les symptômes qui

sont ordinairement si indépendans du virus siphilitique qu'ils tiennent pour le plus souvent à
une autre cause (je veux dire les maladies larvées ou déguisées), peuvent être produits aussi,
du moins plusieurs, par le mauvais traitement,
par l'abus du mercure : et pour ne faire ici que
des remarques qui ne soient point fastidieuses
au plus grand nombre des lecteurs, nous dirons
seulement que ces symptômes larvés sont sur-
tout les effets vénériens dont on ne peut guères
déterminer la vraie cause, sans la réunion d'autres symptômes ordinaires dans la siphilis, et
que, quand ils existent isolément sur un sujet
malade, on se trouve alors dans une vacilla-
tion ou difficulté extrême pour former un diagnostique certain.

On a souvent cet embarras pour les engorgemens, les douleurs rhumatiques, l'athrophie et
les névroses siphilitiques. La phthisie pulmonaire n'est que très-rarement siphilitique ; dans
ce cas il est plus facile de la traiter avec succès
que celle qui tient à une autre cause, à la gravité
de laquelle on ajouterait encore si, par mal-
adresse, on employait contre elle le traitement
qui convient à la première.

Bell rapporte un cas de guérison de cet effet
de la siphilis, et Petit-Radel en rapporte un
autre opéré sur un individu qui, dans le prin-

cipe, avait inutilement pris le rob de Laffecteur.

On ne connaît l'action du virus siphilitique sur
le foie, que parce que des auteurs ont observé
sur des cadavres des pustules sur sa surface.

Quant aux fièvres intermittentes, M. Swediaur fait justement remarquer que de semblables fièvres, très-opiniâtres sans tenir à la vérole
cachée, sont guéries, en Angleterre, à l'aide
du mercure doux, et que l'on ne peut donc pas
conclure que de telles fièvres sont siphilitiques
pour avoir cédé à ce métal.

Enfin, dans tous les cas de symptômes larvés
ou déguisés, il faut de fortes raisons d'en sus-
pecter la cause, telles que les signes ou circonstances passées ou autres, pour se déterminer à
les regarder comme vraiment siphilitiques.

L'existence de la siphilis latente ou non apparente est très-souvent douteuse ; il faut pourtant faire attention à ce mal quand on veut se
marier. Il est en effet possible qu'une personne
sur le point de contracter ce lien, ayant eu
quelque temps auparavant des symptômes vénériens qui se sont guéris spontanément ou qui
ont été mal traités, soit infectée encore du virus
vénérien, sans qu'il produise d'effets sensibles,
ce qui forme la maladie ainsi désignée par quelques auteurs.

La siphilis reste long-temps telle., sur-tout quand on passe dans les pays chauds, et quelquefois chez les vieillards et chez les enfans. Le savant Thyerri dit avec raison que c'est principalement sur le retour de l'âge, comme il arrive pour d'autres maladies, que le virus siphilitique, jusques-là caché plus ou moins long-temps, ou jadis évident et traité incomplètement, se montre par ses effets, qui sont souvent plus ou moins disparates.

Souvent aussi, à l'adolescence ou à la puberté, jusqu'à vingt-quatre ans, ce virus offre la même activité, après être resté chez l'enfant pour ainsi dire assoupi jusqu'alors.

C'est une assertion incertaine ou du moins autant douteuse qu'extraordinaire, que d'admettre que le virus contracté à l'âge adulte peut rester bien plus de quinze années dans l'inaction, et agir, par exemple, après vingt ou trente années d'incubation. Fabre et M. Cullerrier disent avoir vu plusieurs véroles quinze à seize ans après la disparition d'une gonorrhée non traitée convenablement.

Souvent, dans de pareilles circonstances, comme dans des cas d'infection d'emblée, il n'y a qu'un médecin instruit et versé dans cette partie de l'art, qui ait le droit de décider, sur-tout si le mal existe sous des apparences peu caractérisées et de vieille date. Quel champ vaste ouvert alors au charlatanisme !

Comme la vérole d'emblée, celle des enfans exige la plus grande prudence dans le diagnostique. A combien d'efflorescences et d'ulcérations, qu'on a confondues souvent avec la vérole héréditaire, les enfans ne sont-ils pas sujets! Chez eux, la vérole devient ordinairement évidente du huit au quinzième ou trentième jour après la naissance, assez souvent à deux ou trois mois; d'autres fois plus tard, comme à huit ou dix ans, mais sur-tout au sevrage, ainsi que l'a noté M. Bertin.

On peut sans doute nier avec Astruc et la plupart des auteurs, que la vérole héréditaire attende quelquefois pour se montrer jusqu'après la jeunesse (vingt-cinq ans), quoique quelques personnes l'aient voulu dire.

En outre des symptômes propres à la siphilis, la vérole de l'enfance est accompagnée de maigreur ou de bouffisures, et de rides à la peau, symptômes communs à d'autres maladies.

Je dois dire, pour servir à démontrer la difficulté du diagnostique, qu'en 1815 l'on me présenta, pour avoir mon avis, un enfant d'un an, qui avait sur presque toute la moitié inférieure du corps une éruption croûteuse avec de petites ulcérations. On commença

4

par me dire qu'un praticien très-expérimenté
prétendait que c'était la vérole, quoique la mère
ne fût nullement malade. D'après ce rapport,
je n'osai pas nier entièrement la chose, mais je
conseillai à la mère de demander l'avis de M.
Bertin. Il décida que l'enfant n'avait point la
vérole ; et en effet, près d'un mois après, on
me présenta l'enfant bien portant et n'ayant
aucune altération à la peau.

Les écoulemens par les yeux, chez les enfans
nouveau-nés, peuvent aussi présenter des difficultés dans le diagnostique. J'accouchai, en
1815, une femme : après avoir nétoyé et bandé
l'enfant, je le confiai à la garde-malade, afin
qu'elle l'habillât ; et pour cela, comme nous
étions dans un cabinet très-peu spacieux, la
garde le tint auprès de la croisée, sans doute
mal fermée, donnant sur le boulevard Mont-
Parnasse. Quatre jours après, cet enfant eut à
l'œil droit un écoulement épais avec inflammation assez vive. Comme la mère avait eu un
bubon qui lui était survenu quelque temps avant
d'avoir conçu, et qu'elle avait fini son traitement
depuis sept mois seulement, j'avais sans doute
lieu d'avoir des craintes sur la nature du mal.
Cependant, d'après les apparences du malade,
l'aspect du mal, la régularité et la durée du
traitement de la mère, lequel avait été com-

mencé dès qu'elle s'était vue malade, et par conséquent avant la conception qui n'avait eu lieu que pendant une infection primitive guérie à temps, je n'hésitai pas à affirmer que l'écoulement ophtalmique n'était point siphilitique; et l'enfant partit le lendemain avec la nourrice, qui voulut bien s'en charger. Vingt jours après cette époque, cet enfant était entièrement guéri, et depuis lors il se porte très-bien.

Nous ne dirons que peu de mots sur les accidens métaptoïques ou suites de la blennorrhagie supprimée ou interrompue.

Il reste encore beaucoup à observer dans la théorie de ces métaptoses. M. Larrey est le praticien qui a observé et recueilli le plus d'exemples et de cas différens les uns des autres. Petit-Radel est le seul auteur qui en ait fait un chapitre à part et approfondi.

Nous ferons remarquer que de toutes les métaptoses qui sont portées sur le tableau, il n'y a que la chaudepisse dans les bourses et l'ophtalmie qui soient bien fréquemment observées; les autres sont plus ou moins rares : nous allons en rapporter plusieurs cas.

M. Larrey a communiqué à Petit-Radel l'histoire d'un grenadier qui fut atteint d'une manie ou folie furieuse, pour avoir arrêté une gonorrhagie qu'il avait depuis peu. Ce chirurgien guérit le malade en rétablissant l'écoulement par inoculation, à l'aide de la matière d'une autre chaudepisse déposée sur une sonde qu'il introduisit dans le canal de l'urètre.

Ici nous remarquerons que MM. Cullerrier et Lagneau doutent de cette sorte d'inoculation, et pensent que ce n'est que l'irritation de la présence de la sonde qui rappelle le mal.

M. Lagneau dit avoir vu mourir une personne d'une phthisie laryngée, à la suite de pareil écoulement aussi imprudemment supprimé.

Nous devons annoncer, puisque nous avons omis de le dire en parlant des symptômes consécutifs, que cette phthisie est très-rarement dépendante du virus siphilitique. Pendant deux ans que nous avons été élève à l'Hôpital des Vénériens, nous n'en avons point observé d'exemple. Depuis, nous avons eu occasion d'en voir deux cas : le premier était à la maison de santé du faubourg St.-Jacques ; l'autre est encore sous mes yeux : c'est une femme qui se présenta chez moi, il y a environ quatre mois, avec un large ulcère à la base de la langue et au voile du palais ; et par l'effet sans doute de l'altération commençante du larynx, il y avait dans les parties qui forment les parois de cet organe un engorgement tel, qu'il était très-apparent à l'extérieur, accompagné du gonfle-

ment des glandes du col, et qu'il gênait la dé-
glutition ou introduction des alimens au point
que la malade ne pouvait avaler quelques alimens liquides qu'avec peine, et encore en ren-
dait-elle la plus grande partie par le nez.

Assez peu de temps après avoir entrepris son
traitement, elle se trouva à même d'avaler
toutes sortes d'alimens, de boire facilement de
la tisane, qui auparavant revenait en grande
partie par le nez, comme tous les liquides qu'elle
voulait avaler ; elle se trouva aussi en état de
pouvoir se faire entendre distinctement, tandis
qu'auparavant elle avait une aphonie presque
complète. Elle devient chaque jour mieux por-
tante. Je lui ai conseillé pourtant d'entrer dans
un hospice, parce qu'elle n'a pas les moyens
de faire tout ce qui lui serait utile pour son
traitement : mais elle ne veut pas s'y résoudre.

Cette femme, qui a contracté, depuis quinze
ans, l'infection de son mari, fut, il y a environ
trois ans, à l'Hôpital des Vénériens pendant un
certain temps, mais non assez pour qu'elle soit
guérie.

Les engorgemens douloureux des articulations
se montrent ordinairement avec promptitude,
savoir, huit à seize jours après la suppression
de la blennorrhagie.

Petit-Radel en a vu survenir un au coude, chez un jeune homme qui s'était assis sur du gazon humide. Lombard rapporte un cas d'écoulement par le nez, suivi d'ulcère, après semblable suppression.

L'ophtalmie par répercussion blennorrhagique est rare chez les femmes. Nous ne pouvons pas décider si cet écoulement est bien réellement contagieux : M. Pérole, de Toulouse, conseille de s'en servir pour rétablir la blennorrhagie supprimée.

Si nous n'étions pas resserré dans notre sujet d'après le titre de l'ouvrage, nous transcririons ici l'observation extraordinaire et unique faite sur un grenadier qui, par une suppression blennorrhagique, eut une suppuration à toute la surface de la peau.

Cette observation a été recueillie par M. Larrey. (*Bull. des sciences de la Société phil., de vent. an* 12.)

Ce qui fait naître encore de grandes difficultés dans le diagnostique de la siphilis, c'est qu'elle est susceptible de se trouver jointe à toute autre affection : ces complications demandent toute l'expérience d'un médecin habile pour être traitées.

La siphilis peut exister avec des maladies aiguës ou chroniques, fébriles, inflammatoires, avec les maladies dites organiques ou par lésion de structure : elle se trouve sur-tout souvent unie à la gale, à la goutte, aux hémorragies, aux maladies nerveuses, comme l'hypocondrie, l'hystérie, la coqueluche ; aux fièvres et autres maladies épidémiques.

D'autres fois c'est avec l'hydropisie anasarque, le cancer, la phthisie ou le scorbut qu'elle est compliquée : toutes ces maladies la rendent très-dangereuse.

PRONOSTIC.

L'on voit, d'après ce que nous avons dit du virus siphilitique, que le pronostic, ou pour ainsi dire l'appréciation des résultats de la vérole, est très-variable, et qu'il diffère selon un grand nombre de circonstances, selon la nature, l'intensité, la complication et l'ancienneté du mal, le nombre et le siége de ses effets, et selon l'activité du virus, l'âge et le tempérament du malade. L'on peut dire que d'ordinaire cette maladie est, dans le principe, peu nuisible, mais qu'elle peut se montrer très-fâcheuse quand elle est consécutive.

Le traitement qui a été manqué entre encore

pour beaucoup dans l'examen du pronostic, puisque ce traitement contribue souvent à la gravité du mal, et que cette affection est plus difficile à guérir après un mauvais traitement. Elle n'a ordinairement de danger que quand elle a été négligée, mal traitée ou méconnue ; et l'on voit, par la faute des malades, la siphilis trop ancienne devenir incurable.

Les scrophules, les dartres, la phthisie, le scorbut, la fièvre putride, sont des complications très-fâcheuses, cette dernière sur-tout, car souvent elle détermine la gangrène des parties génitales, ou bien elle détruit une grande partie de la peau du ventre et des cuisses, lorsqu'il existe des bubons qui se changent en ulcères putrides, souvent suivis de la mort.

A cette occasion, nous dirons de l'art de guérir : « *AEgri quià non omnes convalescunt, non idcircò ars nulla medicina est ; nempè œgri omnes non sanari possunt. Enim deorum potentiam anteiret, etc.* » CICÉRON.

Quant à l'âge, ce mal a été souvent exagéré chez les enfans : nous ne désavouerons pourtant pas que la siphilis héréditaire ne soit très-fâcheuse, très-souvent mortelle, même à la naissance de ces êtres misérables : car la siphilis dispose beaucoup à l'avortement les femmes enceintes qui en sont affectées. L'âge critique des femmes en augmente beaucoup les dangers.

En général, la siphilis est bien rarement mortelle par elle-même, lorsqu'elle est traitée convenablement : on l'a cependant vue être une maladie aiguë, quelquefois mortelle.

Nous remarquerons que beaucoup des effets dits larvés ou invétérés sont très-graves, et même souvent mortels : par exemple, la phthisie du larynx, les ulcères profonds, les caries profondes et étendues. Enfin il est des cas où, quoique le malade ne soit pas en danger de perdre la vie, le mal n'en est pas moins terrible, soit, par exemple, lorsqu'un malade est attaqué de douleurs dans les os, douleurs qui deviennent des souffrances atroces, et qui rendent le moindre mouvement impossible ; soit lorsque la maladie est tellement ancienne et dégénérée, qu'elle dérange les forces de la vie et que le malade en est au point de traîner le reste de ses jours dans une faiblesse extrême, et de voir sa vieillesse prématurée ; soit encore lorsque des ulcères rongeurs laissent des marques ineffaçables de leur destruction, et produisent comme signes d'une maladie honteuse, la perte de l'œil, du nez, d'une portion de la verge, du voile du palais, ou bien produisent des cicatrices affreuses sur le visage, ou font communiquer le nez avec la bouche, le rectum avec la vessie ou le vagin.

Ce virus est souvent la cause déterminante du scorbut, des humeurs froides : les personnes qu'il a affaiblies donnent naissance à des enfans qui sont atteints du vice dartreux et sur-tout d'humeurs froides. On peut donc dire que la siphilis est un des plus grands fléaux de l'humanité.

CONTAGION.

La contagion de la siphilis fut méconnue dès l'apparition de cette maladie ; les auteurs ont ensuite assuré qu'elle pouvait être transmise par l'air et par le simple contact d'un malade. On sait aujourd'hui qu'elle n'a généralement lieu, en Europe, que lorsqu'une humeur infectée du miasme de ce virus est appliquée immédiatement sur une partie du corps, et encore est-il le plus souvent nécessaire que cette humeur y séjourne pendant un temps plus ou moins long, quoiqu'un temps bien court paraisse être suffisant.

En outre des obstacles à sa transmission déjà énoncés, la contagion peut encore être empêchée par une sorte d'habitude. C'est ainsi qu'un homme fréquente avec constance une femme mal saine, sans en rien ressentir, tandis qu'un

autre est infecté par elle dès la première approche : de même par l'effet graduel de l'habitude, Mithridate avalait impunément certains
poisons. *In naturam consuetudo vertit.*

Il convient de faire encore usage ici de la
distinction généralement admise, d'infection
primaire et d'infection secondaire, pour assi-
gner avec exactitude tous les modes de contagion.

La vérole primaire ou fixée au lieu où la cause
a agi, se donne très-facilement.

La secondaire, ou celle qui s'est montrée
ailleurs consécutivement à l'action de sa cause,
se communique bien plus rarement.

Les fluides intermèdes auxquels le virus siphilitique s'unit pour porter la contagion, sont,
pour le virus provenant de l'infection primaire,
le pus et l'humeur muqueuse du lieu affecté;
pour le virus de l'infection consécutive, le pus
des ulcères, des écoulemens ou des pustules, la
salive et l'humeur séminale et peut-être le sang.

S'il est peu d'exemples de la contagion des
pustules consécutives, on a de nombreuses observations de celle des ulcères, quoique différens auteurs l'aient voulu nier, de même qu'ils
ne veulent point admettre de contagion pour
le pus des bubons même primitifs, dans lesquels
quelques-uns d'entre eux regardent la suppuration comme le résultat d'une neutralisation du

virus. Dans quelques cas, le sang des vérolés paraît contagieux, lorsque le mal est ancien (Bell).

S'il semble rester encore sous plusieurs points à décider (comme le dit M. Swediaur) si le virus absorbé dans le corps infecte d'autres fluides que la partie gélatineuse et albumineuse du sang; que, par exemple, il infecte le lait, puisqu'il est encore douteux que ce fluide blanc puisse transmettre l'infection, malgré l'attestation d'auteurs recommandables, tels qu'Astruc et Bell, qui admettent la contagion du virus à l'enfant par le lait de sa nourrice, tandis que généralement on n'y croit point, parce que le lait est un fluide trop peu animalisé; qu'il infecte la sueur, ce que pensait encore Astruc, et ce qui ne paraît être en aucune manière; il est du moins bien certain que la salive est viciée, et que par cette humeur une nourrice peut contracter l'infection d'un enfant, probablement même de celui dont la bouche est saine du reste (1).

____

(1) Un jeune docteur, M. Guérin, m'a fait part du cas suivant, observé, il y a quelques années, à l'Hôpital des Vénériens, pendant qu'il y était élève : Un enfant évidemment vérolé n'avait pas communiqué l'infection à sa nourrice, mais à la mère de celle-ci. Cette femme avait gagné des chancres à la bouche en goûtant, selon la coutume des nourrices, la bouillie de l'enfant dans la cuiller avec laquelle elle lui donnait à manger.

Il n'est aussi révoqué en doute par presque personne que la semence soit également viciée; qu'ainsi l'homme communique la siphilis à l'enfant, par génération.

Il est certainement à croire que la semence de l'homme et l'humeur de la femme peuvent faire communiquer cette maladie entre les deux sexes, par la copulation. Bell et beaucoup d'autres praticiens le pensent. L'observation de Fabre, mentionnée page 27, et d'autres encore laissent trop de doute sur la négative; et si cela est rare, cela n'en est pas moins possible.

Enfin, relativement à la faculté contagieuse de ces humeurs diverses, l'on peut avancer, à mon avis, d'après les faits, que le sang peut être inficié de l'essence contagieuse, la transmettre peut-être, et que, comme il est la source des humeurs sécretées, ces humeurs sont dépouillées ou non de cette essence, selon les élémens qui entrent dans leur formation, et selon l'action des organes qui les travaillent.

Si l'expérience prouve souvent la possibilité de la transmission de la vérole de l'enfant à sa nourrice, par la seule salive (Bosquillon, Petit-Radel), l'expérience montre aussi que la transmission a lieu rarement dans l'union des sexes, quand le foyer est loin des surfaces de l'approche; qu'ainsi l'on peut voir impunément une personne ayant une exostose, un ulcère, des pustules.

Quant à la contagion dans ce cas, Fabre en rapporte une observation remarquable, pages 10 à 15 : il en cite quelques autres, d'après Petit. Nombre de praticiens d'ailleurs sont convaincus, par leur expérience, que cette contagion peut avoir lieu alors. On a vu chez des époux qu'elle ne se contracte ordinairement qu'après que ces personnes se sont fréquentées impunément pendant plusieurs années.

Quand le mal est caché, on ne peut guère gagner l'infection, quelque longue que soit la fréquentation ; pourtant Astruc soupçonne que cela puisse être. Bell et M. Cullerrier disent que l'on court des risques même alors, et que cette infection peut encore se transmettre d'un homme ou d'une femme à un autre individu. Entr'autres observations, un cas rapporté par M. Swediaur, sans oser l'expliquer ainsi, peut le faire croire ; mais sans doute le virus à cet état est très-ordinairement trop peu actif pour produire ainsi la contagion, tandis que, par cette copulation, les enfans reçoivent héréditairement la vérole, parce qu'ils sont plus susceptibles et plus faibles.

La contagion de l'infection vénérienne peut s'opérer de toutes les manières que nous allons établir, et l'on peut y rapporter tous les modes quelconque de cette contagion.

1°. Elle s'opère, pour le plus souvent, dans l'union des sexes, par une inoculation provenant du contact des parties génitales atteintes de l'action du virus, avec les mêmes parties saines chez un autre individu.

2°. On l'observe souvent aussi par le contact des parties génitales ou autres parties malades avec d'autres surfaces saines ou blessées, quelles qu'elles soient.

Mais alors la contagion est sur-tout fréquente et facile sur les membranes muqueuses ou surfaces rougeâtres, parce que leur épiderme ou surpeau est mince, et que leur humidité retient le virus. Elle peut néanmoins se faire sur une partie quelconque de la peau, et particulièrement aux endroits où cette enveloppe est plus irritable et plus fine.

Cette possibilité de la contagion sur toute l'étendue de la peau saine est observée chez les enfans. Peut-elle aussi avoir lieu chez les adultes? Cela arrive aux doigts, par exemple, mais cela se voit bien rarement, et n'est reconnu que par quelques auteurs (Bell, Swediaur).

La contagion agit bien plus souvent sur les muqueuses de la bouche et sur-tout à la langue et aux lèvres, soit lorsqu'on baise une bouche

infectée, soit lorsqu'un enfant taite une nourrice dont la mamelle est malade ; l'enfant peut
également, par cet acte, porter l'infection sur
le sein de sa nourrice.

Après les mamelles, les parties de la peau où
la contagion peut arriver, sans qu'il y ait exco-
riation, sont sur-tout l'ombilic, le scrotum (les
bourses), les cicatrices, les cuisses.

Un de mes amis, M. Gr......, m'a dit avoir vu
survenir un ulcère sur les deux cuisses d'un
jeune homme qui, ayant la verge affectée d'un
chancre avec léger phymosis, la laissait, sans
être enveloppée d'aucun linge, appliquée sur
l'une ou l'autre de ces parties, pendant son
sommeil.

La moindre écorchure ou envie aux doigts y
expose beaucoup les accoucheurs, comme aussi
d'autres personnes dans d'impurs attouchemens.
Lombard cite le cas d'un sapeur qui, ayant une
blessure à un doigt, y fut atteint de ce mal pour
s'être pansé un chancre qu'il avait à la verge ;
et pour le contraire, M. Swediaur nous dit qu'il
a vu à Londres une sage-femme qui avait une
dartre siphilitique au bras, donner l'infection
à plus de cent femmes.

Assalani fait donc une bonne remarque, en
recommandant, lorsqu'un accoucheur touche
une femme vérolée, de faire attention à ne pas

porter du virus dans la matrice, parce qu'il en résulterait un ulcère.

Par le contact des parties malades de la mère, les enfans, en venant au monde, peuvent facilement attraper l'infection au passage, à cause de la finesse de leur peau, et de leur susceptibilité.

Je pense que c'est aussi par le contact du mal que, d'après quelques écrivains modernes, l'on peut croire qu'il est possible de contracter l'infection en couchant simplement avec quelqu'un. Ce mode d'infection sans doute est infiniment rare. Et si l'on admet encore, d'après les mêmes écrivains, qu'on puisse ressentir les effets de la contagion pour avoir couché dans un lit après quelque malade, c'est par le contact du pus dont les linges sont très-fraîchement salis ; mais je ne crois pas que cela puisse être attribué à la sueur.

C'est sur-tout chez les enfans que ces modes de contagion peuvent certainement être observés. Sydenham en a vu plusieurs cas, provenant de la première circonstance ; M. Swediaur rapporte une observation d'un de ses amis, dans laquelle il s'agit de deux petites filles attaquées d'ulcères et de dartres vénériennes, pour avoir couché avec leur bonne, affectée de pustules croûteuses.

5

3⁰. La contagion s'opère par l'application de parties qui paraissent saines, mais qui portent le virus, à l'aide d'une humeur muqueuse : c'est ainsi que le délétère de l'infection primitive peut être déposé dans le vagin d'une femme ou sur la verge d'un homme, pendant plusieurs jours, sans produire encore de symptômes, et que cette femme ou cet homme, tout en se portant bien, peuvent alors transmettre le virus par la copulation. Cela n'est pas bien rare : pour moi, j'en ai vu plus d'un cas, et tous les praticiens l'observent. Est-ce ainsi que fut infecté, comme l'explique M. Swediaur, un médecin de ses amis, qui, ayant été traité et débarrassé, depuis six mois, d'une infection vénérienne, pensait, sans qu'il n'eût rien d'apparent, avoir communiqué du mal à une femme saine, et attribuait à une infection consécutive un bubon qui lui était survenu à lui-même deux jours après que la femme lui parût malade ? Ou ce fait (1) ne peut-il pas faire croire plutôt que, selon Astruc et Bell, le virus caché peut se transmettre chez l'homme ou chez la femme à l'aide de la semence ?

La bouche saine d'un malade peut quelquefois

(1) C'est le cas que nous avons voulu rappeler à la mémoire de quelques lecteurs, vers la page 62.

porter le virus à l'aide de la salive; et comme nous avons vu qu'un enfant dépose ainsi l'infection sur le sein de sa nourrice, n'en est-il pas de même pour le baiser d'un malade donné à un adulte?

Nous avons dit que la contagion ne se fait pas à l'aide de la sueur.

Astruc rapporte un cas de la transmission d'une chaudepisse sur les yeux, chez un jeune homme qui se les lavait avec son urine.

4°. La transmission de la vérole est plus commune à l'aide du contact d'une partie saine sur laquelle du pus a été déposé. De la sorte, l'infection peut arriver en appliquant ses doigts sur les yeux, au nez ou ailleurs, après avoir touché une partie infectée. Les malades doivent donc toucher rarement leur mal, et ils doivent se laver lorsqu'ils l'ont touché, de crainte de se l'inoculer ailleurs.

Quoiqu'Astruc en doute, la contagion peut avoir lieu à l'aide de corps étrangers chargés du pus ou de l'humeur virulente; comme en se servant du même verre, de la même cuiller qu'un vérolé, en allant sur le pot, ou aux latrines après lui.

M. Richerand cite le cas d'un marchand qui contracta cette maladie pour avoir mis entre ses lèvres la plume d'un commis qui la tenait habituellement à la bouche. M. Chaussier cite un cas où une vieille femme la contracta en se lavant les yeux avec une éponge qui servait pour cet usage à son fils, attaqué d'une ophtalmie vénérienne.

Il est toujours très-rare d'être atteint de la contagion en allant à la selle, et il faut sans doute, comme le croit M. Cullerrier, que le virus ait une certaine fraîcheur, qu'il soit même chaud, avait dit Bru.

Ce premier praticien a de nombreuses preuves qu'on ne peut guère en être affecté quelques heures après qu'il a été exposé à l'air. Mais comme nous le dirons tout-à-l'heure, M. Percy l'a inoculé avec succès, après l'avoir conservé à l'abri de l'air.

M. Cullerrier ne pense pas que le virus appliqué sur des linges se communique : mais nous avons dit que quelques auteurs prétendent qu'on peut être infecté en couchant dans un lit après un vérolé ; et cela ne peut être que par le contact du virus appliqué sur les draps.

Pourquoi ce virus, étant déposé sur ces corps, ne serait-il pas contagieux, comme il l'est, étant appliqué sur un verre, une cuiller ? Massa, Fabrice-de-Hilden et autres ne donnent-ils pas des observations de cette contagion ?

Si l'on pouvait croire à quelques autres, l'on pourrait même considérer le virus vénérien comme ne cessant pas d'être contagieux, même après quelque temps de séjour hors de l'organisation ; ainsi Bell rapporte qu'un homme gagna un ulcère à la verge, pour avoir remis des caleçons trois mois après la guérison d'un ulcère qu'il avait eu aux bourses ou scrotum ; et Fabrice-de-Hilden dit qu'une jeune fille, dans un bal de carnaval, ayant mis des caleçons et des vêtemens qui appartenaient à un jeune homme vérolé, eut des pustules sur le corps, un ulcère rongeant à la vulve, et qu'ayant d'abord caché ce mal, elle en mourut, en faisant serment de n'avoir point commis d'autre erreur.

Mais, à cause de la rareté du cas, Astruc doutait de cette observation de Fabrice, à laquelle pourtant je pense que l'on peut croire, parce que le virus pouvait avoir été depuis peu déposé sur les linges que cette fille avait revêtus. Quant à celle de Bell, on n'y peut point ajouter foi, à cause de la longue exposition du virus à l'air.

4°. La contagion peut s'opérer par inoculation avec blessure.

Premièrement, à l'aide de l'insertion dans les chairs d'un instrument chargé de pus virulent. Des observateurs, Hunter sur-tout, rapportent des exemples d'ancones survenues à des chirurgiens qui s'étaient piqué la main en ouvrant un bubon.

M. Percy a fait un essai qui porte à croire que le virus pourrait, comme celui de la vaccine et celui de la petite-vérole, servir à une inoculation, en le conservant et le desséchant à l'abri de l'air.

Ce chirurgien célèbre prit du pus d'un chancre, et après l'avoir conservé, ainsi que nous venons de dire, il l'inocula sur le bras d'un soldat (1), et il en résulta deux ulcères, qui

---

(1) L'on a vu des maux vénériens très-opiniâtres et ne se guérissant point, quoique les malades eussent subi plusieurs traitemens convenables, mais infructueux, être guéris facilement par l'effet d'un traitement administré à ces individus à cause d'une infection nouvelle contractée récemment ; aussi M. Percy a-t-il proposé l'inoculation siphilitique artificielle dans ces cas de maladies invétérées. Il a plusieurs fois inoculé la siphilis pour obtenir, dans des cas semblables à celui que nous venons de citer, pareil résultat. « Les Anglais ont su tirer grand parti de mon idée. Quelques Italiens en ont fait un secret, qui leur a valu l'honneur et le profit de plusieurs guérisons réputées impossibles. Deux de nos généraux, réduits au désespoir et hors d'état de continuer leur service, doivent à ma méthode leur existence et leur délivrance d'une maladie qui les menait à une mort obscure et honteuse. » (*Extrait d'une lettre de M. Percy.*)

M. Percy, qui ordinairement rapprochait l'inoculation des lieux où les premiers symptômes avaient paru, dit que le pus d'un chancre actuellement en suppuration est seul susceptible de cette véritable inoculation vérolique. Le pus séreux de la vésicule qui précède l'ulcération de

aidèrent à délivrer le malade d'une vérole jusqu'alors rebelle au traitement.

Secondement, à l'aide d'un instrument chargé du sang d'un vérolé dont le mal est consécutif: (de graves auteurs du moins l'admettent). Van-Swieten en rapporte plusieurs exemples à la suite d'une saignée faite avec une lancette ayant servi à un malade, et n'ayant point été nétoyée. En Moravie, plusieurs personnes furent, dit-on, infectées en se faisant scarifier ensemble dans un bain, avec un instrument dont on avait aussi fait usage sur un vérolé.

M. Cullerrier ne pense pas ainsi : il appuie son opinion sur ce qu'il dit avoir remarqué à Bicêtre , où l'on se servait de la même lancette pour saigner les vérolés et les autres malades.

L'on n'est pas d'accord sur ce point : nous pouvons dire que cela est encore à prouver.

« On présume, dit Petit-Radel, que le sang » a la faculté contagieuse tant qu'il ne s'est » point fait un foyer suffisant où puissent se » fixer les molécules d'infection. »

Est-ce parce que le sang conserve ces molécules, que l'on peut bien expliquer, comme le fait cet auteur, l'infection qui ne devient évidente qu'après plusieurs années ?

Dans presque tous les cas de contagion véné-

certains chancres serait-il plus propre à produire cet effet ?

rienne, outre certaines conditions du virus, il faut une espèce d'éréthisme dans la partie qui la contracte; en sorte, par exemple, que cette contagion est bien moins fréquente à la verge, s'il n'y a pas d'érection. Cette érection, qui facilite l'action du virus, n'est pourtant pas toujours nécessaire. M. Cullerrier, il est vrai, a tenté plusieurs fois en vain d'inoculer ce virus sur le gland de la verge, sans érection, malgré un certain temps d'application; mais, comme il le pense lui-même, ce contact long-temps prolongé pourrait pourtant bien produire l'infection.

En vain aussi, à cause de ce défaut d'éréthisme ou d'autres raisons, Bru avait déjà, avant lui, essayé infructueusement d'inoculer des chancres sur le gland avec une lancette, ou en y appliquant le virus après avoir enlevé l'épiderme par un vésicatoire; car la contagion est en général d'autant plus facile et plus certaine, que l'éréthisme est plus éminent. Nous avons encore vu bien d'autres causes qui y disposent ou qui la repoussent.

La contagion vénérienne a été observée, disent des auteurs, à la suite de la transplantation des dents, transplantation qui, pendant un certain temps, a été en vogue, sur-tout en Angleterre. M. Swediaur dit avoir vu mourir, par cette cause, une demoiselle, quoique la dent qu'on lui avait mise eût été prise sur une personne qui paraissait saine.

Se pourrait-il que les caries de la mâchoire, et autres accidens qu'on en a vu résulter, ne dépendissent pas de ce virus, mais bien d'une autre cause ?

.5°. La contagion se fait encore par une sorte de transfusion héréditaire ou génération. Quelques auteurs, Hunter sur-tout, l'ont nié, quoique cela arrive, tant du côté de la mère que du côté du père, l'infection étant apparente ou non chez les individus.

M. Swediaur a vu un enfant, quelques semaines après sa naissance, être attaqué d'un ulcère à la gorge, le père en ayant un pareil qui existait pendant qu'il procréa cet enfant.

Cet auteur admet ainsi la contagion congéniale par la semence du père, mais il ne regarde que comme probable l'infection d'un enfant dans le sein de sa mère malade : il ne reconnaît point la certitude de la contagion par la circulation de la mère, et il n'attribue, comme d'autres auteurs, la contagion du côté maternel qu'au passage de l'enfant sur les parties génitales malades.

Mais Astruc, Boerhaave, Petit, Bell, et généralement la plupart des médecins, affirment qu'un enfant peut être inficié par les sucs détériorés que lui fournit sa mère infectée avant la grossesse. Bell en cite plusieurs exemples, sans que la mère eut aucun mal apparent.

Cette transfusion vénérienne est bien prouvée par les observations de Doublet, à Vaugirard, et celles de Mahon, à l'Hospice des Vénériens.

Il est également hors de doute que les enfans sont quelquefois, à la naissance, atteints d'un mal déjà apparent. Petit l'avait observé, et MM. Cullerrier et Gilbert en ont fait la remarque.

Parmi les femmes que j'ai eu occasion d'accoucher dans l'Hospice des Vénériens, j'ai noté le cas suivant. Je fis sur une femme infectée depuis long-temps un accouchement par les pieds, d'un enfant mort, qui me présenta de remarquables, outre une sorte de macération de la peau, et la chute de l'épiderme au moindre contact, des taches aux fesses et à la poitrine, légèrement apparentes sur le derme ou corps de la peau. Il y avait eu chez cet enfant, avant la manœuvre, évacuation de la pulpe du cerveau par les efforts des contractions de la matrice, de sorte que le crâne vide était applati comme une poche; et des femmes voisines de l'accouchée ayant vu ce cadavre, comme je l'enveloppais pour l'emporter, firent courir le bruit que cette femme était accouchée d'un monstre affreux, qui avait la tête d'une forme extraordinaire et hideuse.

Ainsi, pour le dire en passant, ce sont toujours des enfans malades ou mal conformés qui ont donné lieu de faire croire et de répandre dans le monde qu'on en avait vu naître qui avaient la tête d'un animal, comme celle d'un cochon, etc., faits contre nature qui n'ont jamais existé que dans la tête crédule des bonnes femmes.

Outre la transmission du virus des parens atteints de l'infection consécutive au germe ou au fruit de la génération, on doit, je pense, admettre une transfusion du virus à l'enfant, lorsque le père est affecté d'une blennorrhagie primitive. C'est une contagion qui ne peut pas se faire du côté de la mère, ou qui du moins me paraît bien plus positive du côté du père, dont la semence, pendant l'éjaculation, entraîne le virus du canal de l'urètre.

Comme il est évident que la mère communique manifestement le mal vénérien à son fruit par la circulation, cela me paraît devoir servir de preuve péremptoire que le sang des vérolés est infecté, mais de manière à ne pouvoir occasionner l'infection que très-rarement peut-être aux adultes qui doivent souvent résister à cette contagion, au lieu que les enfans qui sont plus délicats et qui se trouvent long-temps en rapport avec le délétère, y sont très-exposés.

Je dois encore faire observer qu'un homme, en cohabitant avec une femme enceinte, ne peut pas infecter directement l'enfant; mais que si la mère se trouve, par cette cohabitation, être atteinte du mal, lorsque toutefois la grossesse n'est pas trop avancée, elle peut le transmettre au fruit qu'elle porte. Petit fait l'observation que dans ce cas l'enfant est moins dangereusement infecté que quand ses parens sont malades lors de la conception.

Il faut remarquer que lorsque le virus vénérien est, pour ainsi dire, dégénéré tout-à-fait, il n'est plus dans le cas de produire la contagion: l'infection déjà héréditaire ne peut plus se transmettre par l'acte de la génération.

Il paraît aussi certain que lorsque l'on a été une fois affecté par ce virus, l'on est susceptible d'en être plutôt atteint d'autres fois.

Nous avons dit qu'il faut un certain temps d'application du virus sur une partie pour que la contagion ait lieu. Ainsi l'on a observé que ce virus, déposé sur les parties génitales d'un individu par l'acte de la copulation, peut être enlevé par un autre individu qui, peu après, cohabite avec celui-là, et que le dernier peut en être infecté, tandis que le premier est à l'abri de l'infection qui aurait pu avoir lieu sans cette circonstance.

THÉRAPEUTIQUE OU TRAITEMENT.

Nous ne nous étendrons sur aucune méthode particulière de traiter cette maladie. Nous ne voulons, en parlant de son traitement, que donner quelques notions sur les méthodes prises en général, afin sur-tout de faire connaître aux malades à quelle sorte de gens ils doivent se fier et avoir recours.

On ne trouvera ici que quelques mots sur les méthodes généralement reconnues comme bonnes ; et pour se mettre à même d'apprécier combien est vaste la matière médicale de cette partie de l'art, il suffira de jeter les yeux sur le Tableau que je donne des divers médicamens principaux, bons ou mauvais, qui ont été ou qui sont employés.

Ces remèdes sont pris des trois règnes de la nature. Voyez le Tableau où nous les classons.

Les premiers praticiens qui virent la siphilis, administraient aux malades de simples délayans ou des évacuans plus forts, pour expulser le virus au-dehors.

Cette classe de médicamens réussissait quelquefois dans les cas légers et récens, comme cela peut même encore arriver aujourd'hui par le moindre remède, quoiqu'il soit bien reconnu qu'il est des moyens propres à combattre ce mal avec le plus grand succès.

Les végétaux ne sont point en général des spécifiques contre cette maladie ; il n'ont ordinairement d'efficacité que comme des accessoires succédanés ou moyens auxiliaires, excepté pourtant les bois dits sudorifiques qui, dans nos climats, rentrent communément néanmoins dans cette règle générale, pour les cas de siphilis primitive.

Afin de combattre les sentimens contraires de quelques personnes qui, nous pouvons l'assurer, ne sont pas des médecins instruits et versés sur-tout dans cette branche de l'art de guérir, je vais transcrire un passage du savant Petit-Radel, qui n'est, dans ce passage même, que l'organe de tous les gens de l'art.

« Ce n'est point (l'assertion ci-dessus) l'opinion des gens à secrets qui, pour établir leur prétention, exagèrent et multiplient les maux qu'amène quelquefois l'usage imprudent du mercure. Incapables de juger de la valeur d'aucune préparation mercurielle, ils crient contre toutes avec l'assurance que comporte l'ignorance de ceux à qui ils en imposent ; mais les remèdes qu'ils lui substituent, fruit, à les entendre, d'une longue pratique dans un art dont ils igno-

rent même les élémens, agissent-ils aussi paisi-
blement qu'ils le font accroire ? Chacun dans
son choix, dit de Horne, a suivi son goût ou le
hasard qui l'a rendu possesseur de quelque re-
cette abandonnée. Leurs tisanes, leurs sirops
composés de remèdes apéritifs, aromatiques,
sudorifiques ; leurs élixirs qui, à ces substances
acrimonieuses, joignent encore l'activité de
l'esprit-de-vin ; leurs extraits, leurs opiats, qui
ne contiennent que des purgatifs très-stimulans,
sont cependant les remèdes qu'ils donnent
indifféremment à tous leurs malades, et qu'ils
assurent convenir à tous les tempéramens,
comme un vêtement irait à toutes les tailles :
mais en supposant à ces remèdes une action
immédiate sur le virus, s'ils divisent, s'ils at-
ténuent la lymphe épaissie, s'ils en procurent
une grande évacuation par les grands couloirs,
et sur-tout par les pores de la peau ; si c'est
même par ces effets qu'on peut leur croire quelque vertu, ils ne peuvent les produire qu'en
dépouillant le sang de sa partie la plus balsa-
mique, et cette évacuation forcée, si elle est
long-temps continuée, exténue les malades, et
devient la source de mille maux. La fièvre hectique, la phthisie, la consomption, sont les suites
presqu'inévitables de ce traitement échauffant,
si on l'applique sur-tout aux tempéramens bi-

lieux, à ceux qui ont la fibre trop sensible, le genre nerveux trop irritable, qui sont dans un état de maigreur habituelle, qui ont les entrailles altérées ou les poumons fatigués d'une toux opiniâtre : mais si ces méthodes meurtrières dans tous les cas, et qui ne peuvent conséquemment être universelles, ni convenir à tous, comme ils le prétendent, étaient encore inutiles pour la maladie siphilitique, ne serait-ce pas le comble du malheur de s'y être soumis? C'est cependant ce qu'il faut en attendre souvent, si ceux qui les administrent n'avaient pas l'astuce d'y joindre quelques préparations mercurielles, pour en établir ou en assurer le succès. »

Parlons un peu de ceux des végétaux qui sont reconnus vraiment propres à produire les effets les plus certains.

Le gayac était le seul remède des naturels de l'Amérique. Sa décoction et celle de la salsepareille guérissent très-souvent la siphilis, dans les pays chauds : la squine est le principal remède des Chinois.

Mais si, employés seuls, ces sudorifiques ont tant de succès, dans ces climats, en beaucoup de circonstances, cela n'est pas ordinaire dans les lieux plus tempérés.

Parmi les végétaux indigènes qu'on a donnés comme succédanés aux premiers, on reconnaît sur-tout les effets de la bardane, de l'astragale, du carex arenaria, ou salsepareille d'Allemagne, très-usitée en Prusse.

Les autres végétaux qui sont souvent nécessaires aussi, sont :

1°. L'opium et la douce-amère, lesquels sont le plus souvent utiles, parce que, comme les sudorifiques, ils doivent être unis au mercure chez les gens délicats et nerveux, et qu'ils servent quand les symptômes sont anciens.

2°. Le daphne-mezereum, qui convient dans la vérole invétérée, ainsi que le sirop végétal de Velnos, de Pollini, le rob sudorifique de Laffecteur, rob qui peut être employé seulement dans ce cas (1), et qui est souvent un remède moins sûr que la salsepareille seule.

En général, tous les remèdes secrets qu'emploient les charlatans, ou ne guérissent que pour un temps, ou contiennent du mercure ; et pourtant, par l'approbation de quelques sociétés, leurs auteurs ont souvent obtenu du Gouvernement la permission de les débiter ; mais si ces pharmacopoles citent quelques cas de guérison en faveur de leurs marchandises, combien en est-il de

____

(1) Voyez le rapport de l'ancienne Société de médecine, qui l'approuve pour les véroles invétérées, et qui ont été traitées par le mercure.

millions opérées sans désavantage par les moyens dont depuis long-temps on connaît les vertus, et dont on voit chaque jour les heureux succès.

Anciennement on s'est servi contre la vérole de la chair des serpens : les flibustiers se servaient de tortue de mer.

Peyrilhe a beaucoup vanté l'alkali animal ou ammoniaque, qu'il a proposé comme un très-bon anti-vénérien, dont on n'a pas fait d'essais nombreux, essais d'après lesquels pourtant il ne paraît guère puissant, sur-tout dans l'infection récente.

Les pauvres Polonais, et Hongrois, dit M. Swediaur, cherchent à se soulager des maux vénériens en s'ensevelissant jusqu'au cou dans du fumier.

Sanchez a employé et beaucoup prôné les bains de vapeurs, dont on peut user conjointement avec le traitement ordinaire, dans certains cas de siphilis ancienne. (1)

L'application du caustique ou cautérisation a été très-anciennement employée seule : elle peut, dans la siphilis primitive, être quelque-

---

(1) Les vapeurs chaudes qui s'exhalent des cavernes souterraines qui sont près de Naples servent au soulagement des gens du pays qui ne cherchent pas à se délivrer de cette maladie.

fois avantageuse, en la faisant suivre toujours du traitement mercuriel ; mais elle a produit beaucoup plus d'accidens que d'avantages.

L'oxigène est loin de pouvoir remplacer le mercure, ou même les sudorifiques.

Beranger de Carpi a le premier fait servir le mercure contre la vérole. Ce métal était auparavant employé contre les maladies de la peau : depuis, il a toujours eu, par ses effets, la prééminence sur tous les autres remèdes anti-vénériens. Donné avec prudence, loin d'être malfaisant, il est certain : ce n'est que quand il est mal administré qu'il produit des effets fâcheux.

Il n'en faut donc point accuser le remède, mais bien ceux qui en font usage sans précautions, et qui ne savent pas s'en servir convenablement. C'est seulement le mauvais usage de ce remède souverain dans cette maladie qui l'a fait dénigrer; car anciennement on donnait intérieurement le précipité rouge, malgré la trop grande causticité de cette préparation : en outre, le mercure était donné alors à trop grande dose. Aujourd'hui, il est reconnu qu'il n'est point dangereux quand il est bien administré. Lui seul peut presque toujours guérir radicalement la vérole, et le mal qui lui résiste, est alors très-souvent détruit par les sudorifiques, quelqu'invétéré qu'il soit.

Nous pouvons affirmer avec M. Swediaur et tous les médecins, « que tous les essais, tous les efforts que l'on a faits, depuis trois siècles, pour trouver un remède qui le remplace, ont été infructueux : » mais nous remarquerons en même temps qu'aucune préparation et aucune méthode mercurielle ne doit être exclusive, et qu'elles doivent toutes être modifiées, selon la nature du mal, selon la constitution et le tempérament du malade, et selon même les effets qu'elles produisent.

« Ceux, dit encore M. Swediaur, qui n'ont qu'une préparation, qu'une méthode, qu'ils préfèrent toujours à toute autre, sont des routiniers inattentifs ou des empiriques grossièrement ignorans, et très-éloignés de la vérité. »

En effet, le mal est quelquefois rebelle à une méthode, et ne résiste pas à une autre ; et si le traitement a des règles d'observation, on doit néanmoins le varier selon la nature, l'ancienneté, la rapidité du mal, la gravité des complications. Nous devons aussi avertir qu'il est des cas où des véroles ont résisté au mercure, malgré l'application de ces observations, et que cela tient à la constitution du malade, au défaut de continuation suffisante du traitement, au mercure mal préparé, au manque de régime, à la complication, à la gravité et à l'ancienneté ou à la dégénérescence du mal. Enfin on accuse quelquefois le mercure de ne pas guérir un mal qui n'est pas vénérien.

Pour avoir une idée juste du traitement de la siphilis, il faut savoir qu'il convient souvent de discontinuer ce remède, pour y revenir ensuite; qu'il faut tantôt le joindre à d'autres moyens, tantôt l'alterner même avec les fortifians, tels que le quinquina, etc., d'autres fois avec les anti-scorbutiques, que M. Rouget vante sur-tout beaucoup, et qu'il donne, dans son Mélange de chirurgie, comme de très-bons moyens pour aider à combattre la siphilis.

Il est souvent favorable aussi d'unir en même temps les anti-scorbutiques aux sudorifiques.

Le médecin doit savoir de plus éloigner ou combattre les événemens ou effets défavorables que le traitement pourrait déterminer, ou qui peuvent survenir spontanément; je demande maintenant au lecteur si c'est à un apothicaire ou à d'autres gens de la sorte qu'un malade doit alors se livrer.

Que peuvent-ils connaître des choses dont il est parlé dans ce chapitre et dans les chapitres précédens? Que peuvent-ils connaître encore du traitement local des symptômes? et quand la maladie est compliquée, quel mal ne peuvent-ils point faire?

Dans le traitement de cette maladie, aucune méthode végétale ou animale ne doit être universelle et exclusive : il faut choisir ou combiner les diverses méthodes, selon la nature du mal et d'après mille autres circonstances.

Les méthodes mercurielles dans l'emploi desquelles le traitement consiste presque toujours principalement, doivent, nous le répétons, être modifiées, combinées de plusieurs manières, selon le tempérament, l'âge, l'état actuel du sujet, la grossesse ; selon la complication, l'ancienneté du mal, le climat, la saison : quelques sujets se trouvent bien d'une préparation chez qui une autre serait défavorable.

En général, chez les sujets irritables, le mercure doit être uni à l'opium.

Assez ordinairement ce métal doit être combiné avec les sudorifiques, qui sont tellement utiles dans la vérole invétérée, que, dans quelques cas, il faut s'en tenir à ces substances seules, sur-tout après une certaine dose de mercure déjà employée.

Quant au choix des méthodes mercurielles, nous pouvons avancer que généralement on ne doit pas toujours faire usage d'une méthode très-active, quand une méthode plus douce peut suffire. Ainsi le sublimé est peut-être trop communément usité, à cause de la promptitude de son action.

« Croirait-on, dit un élégant écrivain et savant professeur, que le sublimé est employé dans tous les établissemens publics, parce que ce procédé est plus économique ? » Je dois ajouter pourtant qu'assez généralement on doit le préférer aux autres compositions mercurielles, et que pendant trois ans que je l'ai vu administrer à l'Hôpital des Vénériens, le peu d'inconvéniens que j'en ai vu résulter tient peut-être à ce qu'il y est donné avec trop peu de précautions.

« C'est le sublimé, dit encore le même auteur, qui, réduit en poudre blanche très-fine et déguisé sous toutes ses formes, sera toujours l'arme la plus puissante et la plus dangereuse entre les mains des charlatans. »

Ajoutons encore ici ce que nous avons déjà fait remarquer, qu'on a vu quelquefois la guérison spontanée de la vérole, même consécutive, être déterminée par la sobriété unie à l'exercice (Peyrilhe, Pinel), et que l'exercice seul rend souvent la maladie plus lente et plus douce, comme on le voit sur-tout chez les militaires.

Remarquons que souvent une chaudepisse guérit spontanément, sans aucune suite fâcheuse ; qu'on a souvent vu encore les effets de la vérole s'affaiblir par le seul régime et un repos convenable, ainsi que M. Cullerrier en a fait l'expérience, lorsqu'essayant la méthode dite oxigénée, et celle de M. Chrestien, il laissa sans traitement un nombre de malades égal au nombre de ceux qui prenaient ces remèdes. Qu'on juge, d'après cela, de la confiance qu'on doit avoir en l'usage d'un remède peu connu !

Au contraire, si les effets du mal invétéré sont trop anciens, ils peuvent devenir incurables, et même funestes, malgré le meilleur traitement : tels sont certains ulcères très-considérables, situés en certains lieux, ou bien certaines maladies des os, comme les caries opiniâtres, etc.

Dans le premier cas, ainsi que l'observe Fabre, le remède le plus infidèle et la méthode la plus irrégulière sont capables, avec le concours de circonstances favorables, par la force de la nature sur-tout, de guérir quelques personnes.

Nous ne saurions trop avertir les malades qu'il ne suffit pas ordinairement de suivre un traitement jusqu'à la disparition des symptômes, mais qu'il est nécessaire de le continuer encore quelque temps après, afin que le virus soit complètement détruit ; et nous leur observerons aussi qu'il est des cas où il faut cesser les remèdes avant cette disparition des effets du virus ; car assez souvent il reste des caries, des exostoses, des taches, suites de pustules, comme maladies simplement locales, la cause qui les a produites étant anéantie par un traitement suffisant : l'on voit même alors des blennorrhées, des douleurs, des végétations, la strangurie, subsister encore pendant long-temps ; d'autres fois des exostoses, des fistules, des duretés à la partie du testicule nommée épididyme, durent autant que la vie. L'on ne donnera pas alors des traitemens inutiles. On doit faire aussi attention que sur le gland de l'homme il se manifeste souvent des excoriations non vénériennes après la guérison d'un chancre ou même d'une chaudepisse ; que la blennorrhagie reparaît souvent après sa guérison et la destruction du virus.

Pour faire sentir aux malades la nécessité assez générale de la continuation du traitement après la dissipation des symptômes, nous observerons encore que des chancres, des pustules, des ulcères à la gorge ou ailleurs cèdent promptement à l'action des remèdes, mais que ce n'est que pour un temps, et qu'ils reviennent tôt ou tard, si l'on n'emploie pas encore les remèdes un quart ou un tiers de temps en sus de la durée de celui qui s'est écoulé depuis le commencement de leur usage.

De tout cela il résulte donc que, pour affirmer le succès des remèdes, la durée suffisante de leur emploi, la guérison d'un mal invétéré, il faut avoir de l'expérience, et que la difficulté que cela présente exige une sage réserve de la part d'un médecin. Combien de fois des malades qui s'étaient crus guéris n'ont-ils pas vu la siphilis revenir !

La durée du traitement est en raison de l'ancienneté du mal et en raison de sa nature. Il est très-long pour la siphilis chronique, et court pour la siphilis primitive. On ne doit pas juger, comme on le fait souvent, de l'habileté du médecin par la prompte disparition des symptômes.

Il faut savoir que souvent le malade doit être préparé au traitement ; que le régime convenable n'est pas toujours une diète sévère ; que l'usage du bon vin est utile pour combattre les accidens, et abréger la longueur du traitement, et pour relever les forces du malade, lesquelles ont souvent besoin d'être soutenues dans la vérole invétérée, afin que les remèdes agissent favorablement.

C'est un préjugé de croire que le virus sort par la salivation : cette évacuation peut survenir par une seule friction : au lieu d'être nécessaire, elle est généralement nuisible : il convient ordinairement de ne point la produire. Et ce n'est sur-tout qu'un préjugé du vulgaire ignorant de craindre l'emploi du mercure, lorsqu'il est bien dirigé. L'on ne doit au contraire reconnaître que bien peu de spécifiques anti-vénériens ; il n'y a, à proprement parler, que le mercure et les bois sudorifiques.

Ce n'est, nous ne saurions trop le répéter, que la mauvaise administration d'un traitement mercuriel qui peut rendre fâcheux ce traitement. Mais l'ignorant ou le charlatan ne cesse de dire : le mercure est un poison. Est-ce qu'ils ne savent point qu'il est bien d'autres poisons que la médecine prend pour médicamens, et qu'elle sait les rendre salutaires à l'homme ? Pour ne parler ici que de l'émétique seul, voudrait-on le proscrire, parce que son administration inconsidérée peut-être nuisible ? Eh bien, le sublimé lui-même, contre lequel ils crient tant, n'est un poison dangereux que lorsqu'on a la mal-adresse de le donner soit à des sujets dont les viscères, ceux de la poitrine sur-tout, sont faibles ou malades, soit à des sujets trop nerveux. Il a été substitué avec avantage à l'emploi des frictions, dans l'Hospice des Vénériens, par M. Cullerrier : bien d'autres praticiens expérimentés lui ont donné généralement la préférence, sur-tout quand le mal est ancien et qu'il marche promptement.

Les mêmes différences qui se trouvent entre la vérole primitive et la vérole consécutive, dans les difficultés du diagnostique, existent aussi quant au traitement. Autant celui de la vérole primitive est simple d'ordinaire et la guérison facile, autant le traitement de la vérole secondaire est quelquefois compliqué et la cure difficile. Les difficultés de la guérison augmentent encore, lorsque cette dernière a été déjà manquée dans un traitement, lorsqu'elle est compliquée ou lorsqu'elle est invétérée : il ne faut sur-tout rien négliger dans le traitement des maladies chroniques, dit Carrère, qui les a bien fait connaître.

Pour la simple chaudepisse, il est prudent de faire toujours (quoique ce ne soit point l'opinion de plusieurs médecins) usage d'un petit traitement mercuriel, qui doit être de plusieurs jours.

Il ne faut point traiter la vérole latente ou sans signes apparens, à moins qu'elle ne soit la suite d'une autre maladie qui a fait disparaître les effets du mal siphilitique, ou à moins qu'il ne soit né de parens qui sont dans ce cas, des enfans évidemment vérolés. Ainsi Bell a traité entr'autres malades, un père qui n'avait rien éprouvé depuis trois ans qu'il avait eu un mal apparent incomplètement traité. S'il s'agit d'un mariage, on conçoit alors la conduite qu'on a à tenir, dans le cas où l'on a des soupçons sur cet état, le plus souvent incertain.

La vérole chez l'enfant ne peut guérir que rarement lorsque la mère est traitée pendant qu'elle le porte dans son sein ; mais l'enfant d'une femme vérolée peut plus facilement échapper, par ce traitement, à la contagion dont il est quelquefois exempt, même sans cette circonstance.

Quant aux enfans nouveau-nés et ayant la vérole, il n'est pas besoin de dire combien le médecin doit avoir de prudence en les traitant, et combien il doit prendre soin de recourir à des méthodes que ces enfans puissent supporter.

La vérole héréditaire qui a eu lieu à la conception est assez rarement curable.

Dans les accidens métaptoïques on ne doit point oublier qu'outre le traitement ordinaire à la siphilis, il faut fréquemment chercher à rappeler l'écoulement, comme l'a souvent pratiqué M. Larrey.

RÉGIME.

Pour rendre ce Manuel plus utile, aux malades sur-tout, je vais indiquer le régime qu'il convient de suivre ordinairement dans le traitement. Les malades ne sentent pas toute l'importance de ce régime que le médecin leur prescrit, et une note trop resserrée ne permet pas à celui-ci d'entrer dans des détails souvent nécessaires. Il est d'ailleurs aussi plusieurs erreurs sur ce point : quelques personnes voudraient tenir leurs malades dans une chambre chaude, sans les laisser sortir durant tout le traitement. Mais si l'air, et un exercice fatigant, comme la fréquentation des bals, par exemple, sont nuisibles, un exercice modéré est favorable, lorsque, toutefois, il n'est pris ni pendant la nuit, toujours trop fraîche, ni pendant un temps froid et humide sur-tout. On ne peut point, du reste, en faire une règle générale ; car il est des symptômes dans lesquels il deviendrait nuisible : dans certains bubons, ou certaines blennorrhagies, par exemple, il produirait des effets fâcheux. Il faut éviter le grand froid : on doit éviter aussi la chaleur trop vive et trop prolongée du feu, et sur-tout le passage du chaud au froid.

Quant aux alimens et aux boissons, le malade n'en doit faire aucun excès ; il doit sur-tout s'abstenir de l'usage prolongé des alimens trop échauffans, comme des mets trop épicés ou trop salés ; de l'usage du café et des liqueurs fortes, ou des boissons glacées. Il doit s'abstenir aussi des boissons et des alimens acides ou vinaigrés, et des fruits cruds, sur-tout acerbes ; mais, pour cela, il ne faut pas croire, avec quelques personnes, que l'on ne doive jamais goûter de toutes ces substances, ni de vin, duquel le malade peut, au contraire, faire usage habituellement dans ses repas, sur-tout lorsque cette boisson est affaiblie par de l'eau; pourtant il est des personnes qui, pour ce cas, desireraient en quelque sorte voir revivre la loi de Zeulenus, roi des Grecs Locres, qui défendait aux malades, sous peine d'être condamnés à mort, de boire du vin contre l'ordonnance des médecins. L'on ne doit point non plus se priver de satisfaire à ses besoins dans la nourriture : il faut seulement se garder d'aller jusqu'à la satiété : le régime alimentaire doit consister en substances confortatives, mais d'une facile digestion. Les repas doivent être tellement réglés, qu'ils ne viennent que plusieurs heures avant ou après l'emploi des remèdes.

Il est souvent salutaire de tenir le ventre libre. Le malade doit être suffisamment vêtu : il ne doit sur-tout pas sortir dans un temps froid sans être chaudement couvert. Il est souvent très-utile de prendre des bains tièdes; ils aident à la transpiration, qui est ordinairement avantageuse.

La sagesse dans les plaisirs de l'amour doit être généralement suivie par le malade, outre qu'elle lui est impérieusement commandée relativement aux autres personnes.

Je ne dois pas oublier de dire que les malades

aient soin de prendre très-exactement les remèdes prescrits, et de ne jamais négliger pendant quelques jours d'en faire usage. Je les
avertis que c'est assez souvent à cette négligence
ou à de fréquens écarts dans le régime, qu'ils
doivent attribuer la non réussite d'un traitement.

On peut pourtant, sans regret, quelquefois
s'écarter un peu de ces observations salutaires.
Toutes ces précautions dans le régime et dans la
conduite du malade sont ordinairement très-uti-
les, nécessaires même, sans être absolument in-
dispensables dans toutes les circonstances, puisqu'il est quelquefois des malades qui guérissent
sans s'y conformer nullement. Elles doivent être
variées selon la méthode ou la préparation employée, selon la constitution du sujet, le climat,
la saison, l'habitude; il en est encore qui sont
relatives à la nature et à l'état des symptômes,
mais qui rentrent alors dans le traitement spécial
proprement dit : nous ne devons point en parler.

Pour l'intérêt des malades, je dirai encore
que, quand leur traitement est terminé, et qu'ils
se trouvent affaiblis par l'effet du mal ou des
remèdes, il est utile, sur-tout à ceux dont la
constitution détériorée avait demandé, durant
le traitement, l'emploi des anti-scorbutiques ;
à ceux chez qui il s'est développé une tendance
aux hémorrhagies ; aux sujets irritables, et à

ceux dont le mal a duré long-temps ; il est utile,
dis-je, de prendre alors de l'exercice, du bon
vin, des alimens nourrissans, des bains de ri-
vières ou d'eaux minérales ; du kina, de l'eau
ferrée : les gens nerveux useront de lait, de
lichen d'Islande, de gruau. Quelquefois il convient de se frictionner tout le corps avec de la
flanelle.

Avant de parler des moyens préservatifs de
la siphilis, j'ai cru devoir placer ici le tableau
des diverses méthodes et des divers médicamens
les plus connus dans le traitement de cette maladie, tant pour satisfaire la curiosité du lecteur, que pour lui indiquer généralement leur
pouvoir, en l'avertissant cependant que dans
certains cas les remèdes qui sont marqués du
signe d'incertitude [?] peuvent devenir très-
utiles et doivent même être pris en remplace-
ment de ceux qui sont plus généralement effi-
caces.

C'est dans le choix de ces médicamens convenables à des cas différens, et dans l'art de les
modifier ou de les donner à propos, que consiste
le talent du médecin. Souvent il combine
ou il emploie en même temps plusieurs des
diverses méthodes ; et c'est ce qu'on doit entendre par traitement mixte. L'union de l'emploi intérieur et extérieur du mercure en liqueur

7

et en frictions, a été appelée méthode de Gardanne.

Le sirop de Cuisinier, avec addition, est un exemple de la combinaison du mercure avec les sudorifiques, et c'est la méthode combinée qui est sans doute la plus répandue, comme elle est souvent aussi la plus convenable.

PROPHYLAXIE, ou DES PRÉSERVATIFS.

Les préservatifs de la siphilis qu'on a imaginés jusqu'à ce jour sont extrêmement nombreux. En outre de ceux qu'un empirisme ignorant a souvent conseillés, presque tous les auteurs en ont proposé. Ces moyens de préservation sont, pour la plupart, des compositions mercurielles, et si quelques-uns peuvent avoir des avantages, ils sont tous plus ou moins incertains : il en est qui sont dangereux.

Il serait pourtant bien à désirer, autant qu'il serait utile et avantageux, de pouvoir sur-tout mettre à l'abri de ce fléau les victimes innocentes, comme les nourrices, les enfans, les accoucheurs, et de chastes épouses. Il serait à souhaiter qu'on pût trouver un préservatif tel, qu'il fît éviter tout l'assujétissement et les sales précautions des préservatifs locaux, que, pour

ces causes, trop souvent on ne peut mettre à profit, et qui même, chez les Phrynés et les Laïs,
ne peuvent être que d'une faible utilité.

Malgré leur insuffisance, souvent on a donné
aux moyens préservatifs inventés jusqu'ici (si
toutefois ils peuvent mériter ce nom), les
dénominations brillantes autant que trom-
peuses de rose sans épine, de Vénus affranchie
du repentir, d'eau ou d'onguent de Cythère, etc.

Nous allons en faire connaître plusieurs, auxquels tous les autres peuvent se rapporter, par
leur composition ou par leur manière d'agir.

On a souvent fait servir le mercure comme
préservatif, en lotions, injections, bains, onctions, dans l'intention d'annuler la force ou le
pouvoir du virus. Ainsi on a employé le sublimé
avec la chaux : tels sont le préservatif de Cezan
et l'eau fondante ou secrète de Préval. Le tar-
trite de mercure fut donné par Pressavin comme
préservatif, sous le nom d'eau végéto-mercu-
rielle. Falloppe même avait déjà fait usage
d'une fumigation de cinabre et de précipité; il
s'est servi aussi d'une lotion et d'une application anti-septique ou aromatique de sauge, etc.
qui resserrait les pores et empêchait l'absorption
du virus, effet produit par les lotions avec le
vin, avec le vinaigre, ou les autres lotions ou
injections astringentes faites avec le suc du ci-

tron, l'alun, l'oxide de cuivre. L'eau salée ou l'eau de savon agissent encore de même, et on en peut dire autant du préservatif savoneux de l'espagnol Romero.

Ethmuller recommandait l'usage de la térébenthine à l'intérieur avant et après le coït, dans l'intention de déterger le canal urinaire ; d'autres ont conseillé la bière bue en quantité. Pour obstruer les pores des parties, quelques personnes ont fait valoir l'huile en lotions et en injections avant le coït.

On a proposé, dans la même intention, les corps gras et diverses pommades qui contiennent des sels astringens ou du mercure, comme l'onguent mercuriel simple, le savon mercuriel végétal, publié en 1788, etc.

Ces moyens employés en onctions sur les parties, avant le coït, peuvent assez souvent arrêter la contagion, sur-tout s'il y a peu de frottement. Ils réussissent plus généralement que les autres moyens dont nous venons de parler et que le calomelas même, qui a été en vogue en Angleterre. Assalani dit avoir vu les avantages de ce dernier, appliqué en poudre unie à de la salive.

Hunter conseille d'user de l'eau de chaux ou d'une solution d'alkali caustique unie au camphre.

Cette solution préservative, qui avait été d'abord secrète, a eu une très-grande réputation en Angleterre. Elle agit en formant, par son affinité de combinaison avec le mucus des parties, un savon facile à enlever, et qui emporte avec lui le virus. Ce préservatif peut être assez bon, sans être constamment sûr. Il faut que la solution soit bien dosée, qu'elle soit seulement âpre au goût, pour être employée en injections et en lotions, avant et après le coït : trop concentrée, elle serait dangereuse.

D'autres personnes ont employé de l'alkali volatil affaibli par de l'huile : j'ai connu un jenne homme qui en faisait usage, et croyait s'en être bien trouvé.

Des militaires ont cru être moins exposés à la contagion, en buvant de l'eau-de-vie avec un peu de poudre à canon ; je ne pense pas que cette boisson ait jamais préservé de l'infection vénérienne.

Le condom ou enveloppe anglaise est certainement le plus efficace des préservatifs ; mais s'il n'a pas des inconvéniens aussi fâcheux que les autres préservatifs, il est du moins quelquefois, comme eux, un moyen inutile ; car les bourses et d'autres parties peuvent, malgré l'emploi de cette enveloppe, être atteintes du virus, sans parler des autres circonstances qui peuvent le rendre inefficace.

Il a paru, en 1811, une brochure singulière, où l'on veut soutenir que la contagion vénérienne n'a lieu que par une irritation nerveuse spéciale, irritation à laquelle on attribue l'origine de la siphilis. L'auteur (Garron) donne par conséquent l'opium comme le vrai préservatif qui peut être pris à l'intérieur, même pendant l'incubation du virus. Il s'appuie sur ce que M. Alibert dit que M. Ananian, de Constantinople, a observé que les Turcs, qui usent habituellement d'opium, sont moins susceptibles d'être infectés de ce mal, et sur ce que Fouquet prescrivait, dit-on, pour préserver de la gonorrhée, de faire après le coït des injections opiacées.

Pour moi, je pense que l'opium peut être plus efficace pour préserver, lorsqu'il est employé localement, puisqu'on a fait la remarque qu'étant appliqué sur des chancres, il en a arrêté ou ralenti les progrès. J'ai vu des effets très-avantageux de son usage dans le pansement de certains ulcères vénériens.

On a indiqué spécialement, pour prévenir la blennorrhagie, de cesser la copulation avant que l'érection soit passée; mais le simple contact est suffisant pour communiquer le virus.

D'autres auteurs ont proposé de la faire avorter avant qu'elle soit bien manifeste, à l'aide d'injections irritantes, telles que celles de la solution alkaline citée, celles d'eau végéto-minérale, d'une solution de sublimé, d'alcool, etc. Il est bien reconnu que ces injections ont pu avoir quelquefois des avantages, mais elles sont ordinairement infructueuses et dangereuses, sur-tout si elles sont mal employées.

Je pense que le tableau que nous avons donné des effets et des accidens de la siphilis doit être compté par quelques lecteurs au nombre des moyens de prévenir pour eux les dangers de l'infection : car je les avertis qu'il n'y a aucun préservatif véritable ou constamment certain. Que ce tableau leur serve donc souvent de frein dans leurs desirs peu réfléchis,

Loin des plaisirs que le remords doit suivre.

Nous ne nous serions pas étendu autant sur ce chapitre, si nous n'avions eu sur-tout l'intention de détromper les malades trop confians en quelques-uns de ces préservatifs incertains.

Tous les moyens proposés comme propres à préserver de la contagion vénérienne, tant ceux que nous avons cités que ceux que nous avons omis, pourront se classer dans la table ci-jointe, où nous comprendrons aussi les simples lotions de propreté et l'émission de l'urine sous le prépuce, précautions qui sont quelquefois bonnes à prévenir, ou à diminuer peut-être les accidens.

TABLE DES PRÉSERVATIFS.

MOYENS EXTERNES.

ABLUANS.	Eau. Urine.
CONFORTATIFS.	Tous les astringens modérés, le sel, le vin, le vinaigre, le savon, le citron, le sulfate de cuivre, l'eau de Cologne, l'eau de Goulard, etc.
STUPÉFIANS.	Opium.
OBSTUANS.	Huiles. Corps graisseux. Diverses pommades.
M. MÉCANIQUE.	Condom.
MERCURIAUX, ou NEUTRALISANS.	Fumigations mercurielles. Calomelas. Sublimé. { Eau de Préval. / Eau de Cezan, etc. Tartrate mercuriel. — Eau de Pressavin.
ANNIHILANS.	Les alkalis. { volatil. / caustique. La chaux.

MOYENS INTERNES.

ABLUANS.	La bière. L'émission de l'urine.
CONFORTATIFS.	La térébenthine. L'eau-de-vie.
STUPÉFIANS.	Les opiacés.

Nota. Il est beaucoup d'autres compositions où plusieurs de ces substances sont unies ensemble.

ERREURS POPULAIRES RELATIVES A LA SIPHILIS.

Nous avons déjà dit qu'aucune maladie n'a donné naissance à un plus grand nombre d'erreurs populaires: c'est principalement pour éclairer le vulgaire sur ces erreurs que cet ouvrage est composé. Déjà nous en avons signalé plusieurs: nous allons faire mention ici de celles dont nous n'avons point eu occasion de parler.

Si très-souvent ces erreurs, si répandues dans le monde, doivent leur origine à des ouvrages de médecine, ou à des charlatans qui les ont fait naître, quelquefois aussi c'est le peuple qui le premier a cherché à les produire, et sur-tout relativement à la contagion. Des malades ont outré, pour cacher leur faute, la facilité de cette contagion, ou bien ils ont imaginé beaucoup de modes de communication de la siphilis: ce religieux qui rapportait la cause de son mal à l'haleine infectée d'une religieuse qu'il avait confessée, en est un exemple. Celui-ci, qui disait avoir gagné ce mal par le contact de sa culotte, mentait aussi. D'autres malades l'ont aussi attribué faussement à la sueur d'une personne infectée.

Il est beaucoup de gens du monde qui

s'imaginent que cette contagion ne s'opère que par la copulation. Ces personnes, comme on l'a pu voir, ne sont pas moins dans l'erreur que les individus qui croient aux contes que nous venons de citer : souvent il en résulte qu'elles commettent insciemment des imprudences qui leur deviennent funestes : aussi a-t-on de fréquens exemples que ce virus subtil peut se communiquer à une personne sans qu'elle ait le moindre reproche à mériter. Que de nourrices, par exemple, ont été infectées par leurs nourrissons ! combien d'autres, abusant les parens qui les leur avaient confiés, ont infecté ces malheureux enfans ! etc.

Le peuple exagère beaucoup, et des médecins même, Sanchez entr'autres, ont partagé cette erreur, qui existe aussi pour la gale ; le peuple, dis-je, exagère beaucoup les résultats de la vérole dégénérée. On a été jusqu'à lui attribuer presque toutes les maladies, et sur-tout celles des enfans.

C'est ainsi que tout est vérole aux yeux de beaucoup de personnes, et que dans le cas où une maladie chronique n'est pas bien caractérisée, ou a quelqu'apparence un peu semblable à la maladie vénérienne, on suspecte qu'elle est due à la même cause : on la dit de nature dégénérée, et l'on traite, dit Hunter, cette affection comme étant de cette nature: c'est ainsi que la vérole se transmet, disent des gens du monde, de génération en génération : des charlatans accréditent cette erreur absurde et mensongère.

Quelques personnes croient que quand l'infection vénérienne est devenue consécutive ou confirmée, le virus ne peut plus être détruit, qu'alors on n'en peut plus être délivré entièrement: quelques personnes, des femmes sur-tout, trompées par cette erreur nuisible, prennent pour des marques du virus déjà traité, qui commence à se montrer de nouveau, le moindre bouton ou la moindre douleur dont elles sont atteintes. Cette siphilis imaginaire est plus difficile à guérir que la siphilis réelle, dit Freind avec raison.

Il en est encore une autre ordinairement imaginaire ; c'est la vérole dite cachée, qui donne lieu à l'existence de cette chimère, ou qui en devient souvent le prétexte, quoiqu'elle soit infiniment rare. Combien de charlatans néanmoins ont traité des individus en alléguant cette frivole raison.

Quelques malades sont dans l'opinion que lorsqu'on a déjà subi un traitement pour une maladie siphilitique, le mercure ne peut point agir aussi efficacement une seconde fois. Cela est loin d'être une vérité, quoique ce métal, pour avoir été trop abondamment employé, finisse, dans quelques cas, par ne plus rien faire comme spécifique, et demande à être remplacé par une autre méthode. Combien de malades ont subi avec succès des traitemens répétés contre plusieurs maladies siphilitiques !

C'est une erreur aussi grande que funeste et punissable, que d'aller croire, comme l'ont pu avancer quelques libertins criminels, que l'on puisse se délivrer d'une chaudepisse en cohabitant avec une pucelle ou une personne saine.

Et c'est encore une erreur opposée que de croire qu'en sortant d'un traitement, l'on ne puisse fréquenter la première personne à qui l'on s'adresse, sans l'infecter.

Loin que l'on coure aucun risque d'être infecté de ce mal, comme le pensent quelques gens du peuple, par la copulation scandaleuse et contre nature entre individus d'un même sexe, les effets du mal, au contraire, sont plus dangereux : les ulcères profonds du rectum sont fort souvent incurables.

C'est encore une fausse opinion du vulgaire que de croire que les ulcères de ces parties sont toujours dûs à l'infâme pédérastie.

Attendre l'accouchement d'une femme qui est enceinte, pour lui donner un traitement, serait une erreur grave. Il faut la traiter d'ordinaire si elle est avant son huitième mois, mais avec quelques précautions particulières.

Il ne faut point croire que la suppuration d'un bubon évite l'infection consécutive, quoique quelques personnes le disent et que quelques autres l'aient écrit.

La siphilis, même confirmée, ne peut point, en général, s'opposer à la guérison des blessures, à moins peut-être que ces blessures ne soient ulcérées : dans l'infection primitive, elles guérissent de même que dans les sujets sains.

Il est une opinion exagérée et fausse, que quelques personnes veulent soutenir, savoir qu'une blennorrhagie ne peut guérir sans mercure, ou, par opposition, que toute blennorrhagie doit être guérie sans mercure.

Il n'est point vrai que le sublimé puisse produire une sorte de vermoulure des os. C'est encore à tort que quelques personnes prétendent que le mercure reste toujours dans le corps, et que de là résultent divers accidens, puisque notre corps se renouvelle en quelque sorte plusieurs fois dans le cours de la vie par la décomposition et la nutrition des parties.

Je termine par relever une erreur trop accréditée dans le monde : on se laisse quelquefois persuader que ceux qui ont fait usage du mercure s'en ressentent souvent toute la vie : on peut être assuré, au contraire, qu'il n'y a que l'administration mal dirigée ou hors de propos de ce moyen puissant, qui puisse causer l'affaiblissement de la mémoire, une altération de l'entendement, des douleurs violentes, des tremblemens, une irritation pulmonaire, l'émophtisie, accidens dont les vendeurs de remèdes secrets ou les ignorans ne manquent pas d'outrer la fréquence et les dangers.

Mais qu'on interroge des milliers d'individus qui, plus d'une fois, ont été traités et guéris par ce moyen dont l'avantage est incontestable, ils diront qu'ils se portent bien, et qu'ils sont sans nulle incommodité. J'ai vu à l'Hôpital des Vénériens des femmes qui avaient pris six, huit, dix, douze, quatorze, seize traitemens, et qui paraissaient bien portantes et n'éprouvaient aucune infirmité.

Aussi, quoique j'aye souvent parlé des inconvéniens exagérés ou entièrement faux attribués au mercure, je ne crois pas avoir trop insisté sur ce point, parce que ce sont des préjugés extraordinairement nuisibles ; car ils font tomber des malades, qui veulent toujours guérir sans mercure, entre les mains de gens qui, tout en disant qu'ils ne l'emploient point, le donnent pour l'ordinaire et l'administrent souvent mal, ou qui occasionnent des maux aussi graves que ceux du mercure donné sans expérience et sans précautions.

Enfin, pour faire connaître à ces gens craintifs et abusés toutes les vertus et tous les avantages du mercure, j'ajoute cette phrase empruntée du professeur Richerand, qui a écrit élégamment sur quelques erreurs relatives à la médecine en général. « Le monde ignore que les diverses préparations mercurielles sont un des plus puissans moyens de la médecine. Ce n'est pas seulement contre l'affection siphilitique qu'on l'emploie avec avantage, comme le vulgaire le croit : des dartres rébelles, des engorgemens lymphatiques opiniâtres ne cèdent souvent qu'à ce seul remède. Prudemment employé, il est sans danger. »

Le mercure est un bon vermifuge : il est usité dans d'autres cas.

S'il est quelquefois des personnes qui, ayant été traitées plusieurs fois de la maladie siphilitique, se trouvent ensuite dans un état malingre, ce sont des altérations dépendantes de la gravité ou de l'ancienneté du mal qu'il en faut accuser. Il ne faut pas oublier que ce n'est aussi que par une trop grande ancienneté que le mal vénérien peut ainsi altérer la constitution pour le reste de la vie, et que cela n'est pas ordinaire, dans tous les cas, comme le pensent quelques personnes. Il ne faut pas non plus oublier que, dans quelques cas, ce mal trop négligé, existant depuis trop long-temps, et traité incomplètement, devient ensuite incurable, et fait le désespoir du malade, condamné à une mort plus ou moins prématurée, dans des infirmités hideuses et repoussantes.

FIN.

NOTA. Nous nous bornons à ces vues générales. Nous n'avons pas voulu entretenir nos lecteurs, au chapitre du traitement, du pansement ou des applications qui conviennent à chaque symptôme en particulier, quoique nous eussions pu présenter nombre de pratiques différentes, qui sont des erreurs plus ou moins condamnables, parce que ces erreurs sont peut-être moins nuisibles que celles que nous avons signalées, malgré qu'elles puissent avoir des inconvéniens graves et même des dangers. D'ailleurs nous pensons en avoir assez dit pour remplir notre but, et en faire sentir toute l'importance aux lecteurs. (*Voyez l'Avant-propos.*)

ERRATA.

Page 45, ligne 3, *caroneuses*, lisez *caroncules*.
Page 66, ligne 25, *peut quelquefois*, lisez : *peut probablement*.
Page 35, ligne 9, *skirrosités*, lisez : *skirrhosités*.
Page 46, ligne 18, *athrophie*, lisez : *atrophie*.
Page 86, ligne 2, *aucune méthode végétale*, etc., lisez : *aucune méthode minérale, végétale,* etc.
Page 110, ligne 6, *émophtisie*, lisez : *hémoptysie*.

RAISONNÉ
DES EFFETS DU VIRUS VÉNÉRIEN,
ou
MALADIES SIPHILITIQUES.

SIPHILIS PRIMITIVE.

[NATURE DES SYMPTÔMES]	CARACTÈRES.	SIÉGE.	DÉNOMINATION.	VARIÉTÉS DU SIÈGE Et de la dénomination.	ACCIDENS ou suites.
...nation / ...le / ...scs, / ...ENT.	Douleur prurigineuse, ou cuisante, sur-tout lors de l'action de l'organe ; gonflement ; écoulement purulent de couleur et consistance variables.	A la verge chez l'homme. A la vulve chez la femme. Aux yeux . . . . . Au rectum. A l'ombilic.	Blennorrhagie ou gonorrhée virulente, ou chaudepisse. . . . . Idem. . . . . . Ophtalmie. Écoulement par l'anus.	B. urétrale. . . . . B. bâtarde ou du gland. B. vaginale, B. urétrale.	Engorgement de la prostate. Dysurie. Strangurie. Ischurie. Fistules urinaires. Phymosis. Paraphymosis.
...mation / ...mu- / ...apeau, / E.	Ulcères d'ordinaire peu étendus, rongeans, superficiels, souvent arrondis, avec un pus jaunâtre très-épais, des bords perpendiculaires, durs, enflammés au pourtour : ils sont souvent précédés d'une pustule aqueuse.	A la verge. . . . . Et aux bourses chez l'homme. Aux parties génitales de la femme. Aux yeux et aux paupières Aux oreilles . . . . Aux narines . . . . A la bouche et aux lèvres A la langue. Aux mamelles. Au rectum et à l'anus. A l'ombilic. Aux cuisses Aux doigts. Et sur presque toutes les parties de la peau.	Chancres.	. . . .	Phymosis. Paraphymosis. Rhagades.
...ation / ...nt des / ...ques et / ...scux,	Petites duretés douloureuses, devenant des tumeurs circonscrites, suivies d'une inflammation lente, d'où naît souvent une suppuration partielle.	Aux aines et aux environs Au coude . . . . . Aux aisselles. Au cou et sous la mâchoire.	Bubons ou poulains . . Ancone . . . . . Malacone . . . . . Bubon cervical Maxillaire	B. glanduleux. B. Flegmoneux.	
...ment / et du / ...ru des / ...ucuscs, / ON.		Aux parties génitales de l'homme. De la femme	*Nota.* Comme elles se rapportent presque toujours à la siphilis consécutive ; elles sont placées seulement parmi les symptômes consécutifs.		

ACCIDENS MÉTASTASIQUES.

	NATURE DES SYMPTÔMES.	SIÉGE.	DÉNOMINATION.	VARIÉTÉS.	ACCIDENS ou suites.
INFLAMMATIONS.	4°. Inflammation des organes.	Aux testicules . . .	Testicule vénérien, ou Fluxion testiculaire, ou Chaudepisse dans les bourses.	. . . .	Cancer.
		Au cerveau	Frénésie ?		
		Au larynx	Angine laryngée ?		
	5°. Inflammation du tissu fibreux et synovial, ou TUMÉFACTION des articles.	Au coude.	Goutte siphilitique, ou Arthrocèles, ou Engorgemens articulaires.		
		A la hanche.			
		Au genou.	. . . . Gonocèle.		
	1°. Inflammation catarrhale, ou ÉCOULEMENT.	A l'œil	Ophtalmie.		
		A l'oreille.	Otite et otorrhée, ou Bourdonnement d'oreilles		
		Au nez	Coryza, ou Enchifrennement purulent ?		
		A l'intestin	Dyssenterie ?		
		A la peau.			
	2°. Inflammation et engorgement des glandes lymphatiques.	A l'aisselle. . . . . A l'aine . . . . . Au cou.	Bubons. Engorgemens des glandes lymphatiques.		
LÉSIONS NÉVROSES ou Maladies nerveuses organiques.	Exaltation de l'irritabilité et de la sensibilité.	Au cerveau	Manie ou folie ? et Délire ?		
		Au pharynx.	Constriction du pharynx?		
	Diminution des mêmes propriétés.	Aux nerfs des membres. A l'oreille.	Paralysies partielles ? Surdité ?		
	Ulcération et engorgement tabifiques.	Au poumon	Phthisie pulmonaire ? ou Pulmonie.		
		Au [illegible]	[illegible] ?		

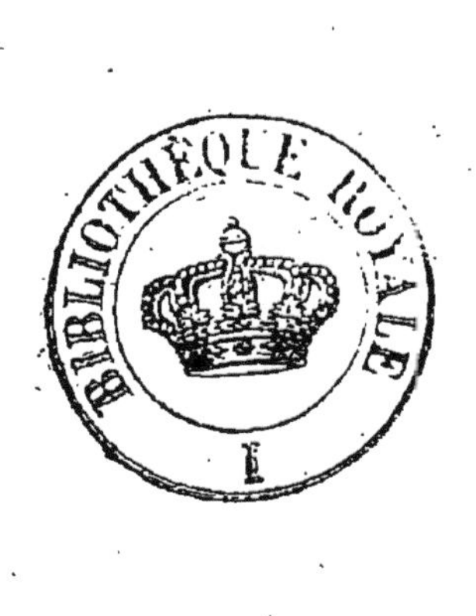

SIPHILIS CONSÉCUTIVE OU CONFIRMÉE.

LÉSIONS ORGANIQUES.

CARACTÈRES.	SIÈGE.	DÉNOMINATION.	VARIÉTÉS.	ACCIDENS ou suites.
Taches dans la peau, nombreuses et irrégulières, d'une couleur d'un brun ou d'un jaune cuivreux.	Au front. / A la poitrine. / Au ventre. / Aux membres.	Taches, ou Éphélides siphilitiques.		
Comme aux primitifs.	Aux parties génitales de l'homme.	Blennorrhagie.		
	De la femme.	Blennorrhée et gonorrhée / Idem.		Fleurs blanches.
	A l'œil.	Ophtalmie.	O. globulaire. / O. palpébrale.	Glaucome. / Fistule lacrymale.
	Au nez.	Coryza, ou Reniflement purulent.		
	A l'oreille.	Otorrhée, ou Otite et tintement.		
	A la gorge.	Angine vénérienne.		
	Au rectum.	Écoulement par l'anus.		
	A l'aisselle. / A l'aine. / Aux parties génitales, / A l'anus et à leurs environs / Aux mamelons.	Pustules humides. (*)	Plates. / Tuberculeuses.	
Boutons durs, ou saillies légères, inégales, souvent écailleuses, quelquefois douloureuses et couvertes d'une humeur purulente concrète ou séreuse; couleur brune cuivreuse.	Sur presque toutes les parties de la peau, sur-tout / A la poitrine. / Aux membres. / Au visage.	Efflorescences. / Pustules cutanées.	Erythème. / Erysipèle. / P. furonculaires. / P. lenticulaires. / P. galeuses, ou gale vénérienne. / P. croûteuses. / P. dartreuses. / P. ulcéreuses. / Couronne de Vénus. / Teigne vénérienne.	
	Au front. / Au cuir chevelu. / Aux parties génitales. / A la matrice chez la femme.			Cancer, ou Ulcère carcinomateux?
Comme aux primitifs, mais moins marqués.	Au nez.	Ulcères vénériens, ou Chancres consécutifs.	Ulcères extérieurs. Ulcères intérieurs, ou Ozènes vénériens.	
	A l'œil. / A l'oreille. / A la bouche et aux gencives. / A la gorge et au palais. / Au larynx. / Au pharynx ou gosier.			
	Au rectum et à l'anus.		Rhagades. / Crystallines.	
	A la vessie.			
	Sur presque toutes les parties de la peau, sur-tout		Ulcères serpigineux, ou Ulcères ambulans.	
	Aux mamelons. / Aux pieds. / Aux mains.		Rhagades.	
	A l'aisselle.		Macoloue.	
	Au col et sous la mâchoire / A l'aine.	Bubons ou Poulains.		
Comme aux primitifs.	Aux testicules.	Engorgement chronique des testicules.		Sarcocèle, ou Skirrhe testiculaire?
	A la rate.	Engorgement de la rate?		
	Aux muscles (des membres ou de la poitrine).	Rhumatisme siphilitique, ou Douleurs siphilitiques des muscles.		
	Aux tendons.	Tumeurs tendineuses.		
Tumeur près les os, circonscrite ou non, dure ou molle, indolente ou douloureuse.	Aux articulations sur-tout au genou et au coude.	Engorgement des articles, ou tophus, ou Goutte siphilitique.		Ankilose, ou union des os?
	Aux membranes fibreuses sous-cutanées sur-tout. / Au crâne. / A la poitrine. / A la jambe et au bras.	Tumeurs gommeuses, ou Nodus.	Méliceris? / Stéatome?	

(*) Elles sont quelquefois primitives.

NÉVROSES ou MALADIES NERVEUSES.

NATURE DES SYMPTÔMES.	CARACTÈRES.	SIÈGE.	DÉNOMINATION.	VARIÉTÉS.	ACCIDENS ou suites.
Développement du tissu cellulaire et des vaisseaux des muqueuses ou de la peau, ou VÉGÉTATION.	Petites excroissances saillantes, multiples, inégales, molles ou dures, peu ou point douloureuses; forme très-variable.	A la bouche et à la langue. / A l'œil. / Au nez. / A l'oreille. / Aux parties génitales. / A la matrice. / A l'anus. / Aux aines. / Aux cuisses. / A l'aisselle. / Aux bras et par toute la peau.	Végétations et Excroissances.	Verrues. / Porreaux. / Condylomes. / Chouxfleurs. / Figs ou Champignons. / Crêtes de coq.	
		Au cœur.	E. polypeuses.		Anévrysme?
Tuméfaction inflammatoire et engorgement des os. — Idem de leur enveloppe membraneuse ou périoste.	Tumeur très-dure, précédée de douleurs vives dans les os superficiels, souvent douloureuse.	Au crâne. / A la clavicule. / Au sternum. / Aux jambes. / Aux bras et avant-bras.	Exostoses et Périostoses.	Internes. / Externes. / Énormes. / Cariées.	Spina-ventosa. / Ostéosarcome?
Désorganisation et engorgement tabifiques.		Au poumon. / Au mésentère. / Au larynx.	Phthisie pulmonaire? / Carreau? / Phthisie laryngée?		
Ulcération des os, ou CARIE.	Plaie de l'os, avec suppuration fétide, claire, sanieuse, à surface molle et vermoulue.	Au crâne et à son apophyse mastoïde. / Au tibia. / Au sternum. / Aux articulations. / A la colonne vertébrale et / Aux membres.	Caries.		
Ramollissement et courbure des os.			Rachitis?		
Mort des os.	La surface de l'os dure et brunâtre, insensible, inégale, se détache par lames ordinairement.	Comme les exostoses.	Nécroses.	Séquestre.	
Dessèchement et rupture des os.		Aux membres.	Friabilité?		
Maladies du tissu epidermoïque.		Aux ongles. / A l'épiderme. / Aux poils.	Onglade et chute des ongles. / Chute de l'épiderme. / Chute des poils.	Alopécie et pelade.	
Exaltation de la contractilité.		Au cerveau et aux nerfs.	Épilepsie ou haut-mal, ou Mal caduc?		
Exaltation de la sensibilité.		Au cerveau.	Migraines et céphalée, ou Douleurs de tête.		
		Aux os, sur-tout à ceux de la poitrine et des membres.	Ostalgies, ou Douleurs ostéocopes des os.		
		Aux nerfs.	Névralgies, ou Douleurs des nerfs.	Odontalgie, ou Mal de dents?	
Diminution de la sensibilité et de la contractilité.		Au cerveau et aux nerfs.	Paralysie étendue?		
		Au larynx.	Aphonie, ou Perte de la voix?		
		A l'œil.	Cécité?		
		A l'oreille.	Surdité et tintement?		
		Aux nerfs locomoteurs.	Atrophie ou amaigrissement et paralysie d'un membre?		
		Aux organes génitaux.	Impuissance?		

NOTA. Le virus siphilitique peut encore occasionner des fièvres intermittentes et des fièvres hectiques; mais ces maladies, sur-tout la fièvre hectique avec suppuration ou consomption étant la suite des alchations graves déjà exposées, vont être classées dans un genre annexe, que nous formons des effets généraux et de quelques autres suites des lésions graves que le virus engendre.

GENRE ANNEXE des effets généraux et des suites de la siphilis.

Fièvres intermittentes?
Fièvres hectiques { consomptice. / nerveuse, lente? }
Marasme, ou amaigrissement général, extrême.
Aménorrhée? ou suppression des règles.
Avortement?
Siphilis latente ou cachée?
Siphilis compliquée.
Dégénérescences ou propensions à quelques affections affaiblissantes, sur-tout aux scrophules, au scorbut, aux dartres.
Lèpre, ou désorganisation ulcéreuse et tuberculeuse de la peau?
Mort.

TABLEAU DES MÉDICAMENS

ET

DES MÉTHODES ANTI-VÉNÉRIENNES PRINCIPALES.

BOIS SUDORIFIQUES. { Gayac. / Salsepareille / Squine! / Sassafras? } . . . . Méthodes de Poll, et de Hutten. / Tisanes de Cosinni, et de Fordyce.

Leur union avec le mercure et l'antimoine, etc. { Tisane de Feli? / Tisane de Calba! }

{ les purgatifs . . . . . Tisane de Vigarous, de Vinache, etc.? / Sirop de Cuisinier, sans addition.

Leur union avec { l'alkali volatil. . . . . Sirop de Vekou? / le mestcrum . . . Tisane de Lisbonne? / le brou de noix. . . . Sirop de Polligni? / le roseau des balais. . . Rob de Laftecteur?

Leur union seule. . . . . Tisane et Sirop sudorifiques.

...litica?

...a, ou smiguet piquant?

...balais?

...ouce amère?

...?

...oyer } . . . . Remède de Mittié?

. . . . Remède de Papuy de Rochefort?

...ou?

...reum, ou garou?

...houblon?

...d'Allemagne?

...?

...du Sacombe?

...remèdes végétaux ces substances unies entre elles ou à d'autres n'ont-elles point formés, par exemple le remède d'Arnoud!

...ortues de mer!

...ères!

. . . . Méthode de Peyrilhe?

ACIDE NITRIQUE. { En pommade. . . . / En limonade . . . . } Méthode d'Alyon?

ACIDE MURIATIQUE, etc. { Muriate de Baryte! / Muriate sur oxigéné de potasse? }

OR. | Muriate et oxide d'or. | Méthode de M. Chrestien!

CHALEUR. { Avec l'eau. . . . Bains de vapeurs? / Avec le fumier. . . Bains de fumier! / Avec le fer. . . . Cautérisation! }

...si voulu traiter la vérole par l'extirpation de la partie malade, et d'autres manières inusitées maintenant.

(Voyez l'ouvrage, pour les méthodes combinées.)

SUITE DU RÈGNE MINÉRAL. — MERCURE.

SUBSTANCES.	PRÉPARATIONS.		NOMS DES REMÈDES.	MÉTHODES GÉNÉRALES.	MÉTHODES PARTICULIÈRES.
Lavage de MERCURE PURIFIÉ.	Décoction aqueuse.		D. de mercure pur!		
PREMIER OXIDE ou Oxide gris, noir.	Trituration.	Avec de la graisse.	Onguent gris, ou Napolitain.	Frictions . . . . . / Pilules	Par salivation? / Par extinction ou M. de Montpellier. / Torcilhe? / Sedillot et Terras?
		Avec de la gomme.	Mercure gommeux, ou de Plenck.	Liqueur? / Pilules . . . . . / Sirop?	Coster. / Plenck.
		Avec du sucre.	Sucre mercuriel, ou Mercure saccharin.	Poudre. / Pilules.	
		Avec des purgatifs.		Pilules de Belloste? / Pilules de Barberousse?	
		Avec de la craie.	Mercure alkalisé.	Poudre. / Pilules.	
		Avec du miel, etc. / Avec de la réglisse.	Mercure glycirrhizé.	Pilules d'Ethiopie? / Pilules.	
	Précipitation.	Par l'eau de chaux.	Mercure soluble.	Poudre . . . . . / Pilules	Hannemann et Muscati?
DEUXIÈME OXIDE ou Oxide rouge.	Précipitation.	A l'aide du feu.	Précipité rouge, ou Arcane corallin.	Pilules . . . . . / Fumigations!	Mathiole! / Hartmann!

Ces oxides servent sous d'autres formes, sur-tout en emplâtres. Avec ces emplâtres on a composé le Caleçon de Saint-Idelfont, des onimures, etc.!

SUBSTANCES.	PRÉPARATIONS.		NOMS DES REMÈDES.	MÉTHODES GÉNÉRALES.	MÉTHODES PARTICULIÈRES.
SELS.	Combinaisons diverses.	Avec l'acide muriatiq.	Mercure doux, ou Calomelas, ou Panacée mercurielle, ou Muriate de mercure.	Frictions . . . . . / Fumigations . . . . / Pilules	Méthode de Clare? et autres méthodes. / La quette? / P. de Plummer? etc.
		Avec l'acide muriatiq. oxigéné.	Muriate sur oxigéné de mercure, ou Sublimé corrosif.	En liqueur . . . . / Frictions . . . . . / Pilules	Beaumé. — (Bains)? / Van-Swieten.—(Liq. / Roger.—(Lavement) / Eau de Leroi—Intér. etc. / Cirillo? / Michel Hoffmann. etc.
		Avec l'acide nitrique et muriatique, etc.	Nitrate de mercure.		Poudre unique de Godernau! / Sirop de Bellet? / Poudre de Black! / Gouttes de Ward! / Sel régulier de Bru?
		Avec l'acide acétique.	Acétate de mercure.		Dragées de Keyser!
		Avec l'acide tartareux.	Tartrite de mercure.		Terre foliée de Pressavin!

Il est encore mille autres préparations mercurielles abandonnées, connues ou secrètes, telles que celles de Nicole! du chimiste Marie Duclos! comme aussi le Nectar de Cythère! etc., etc., etc.

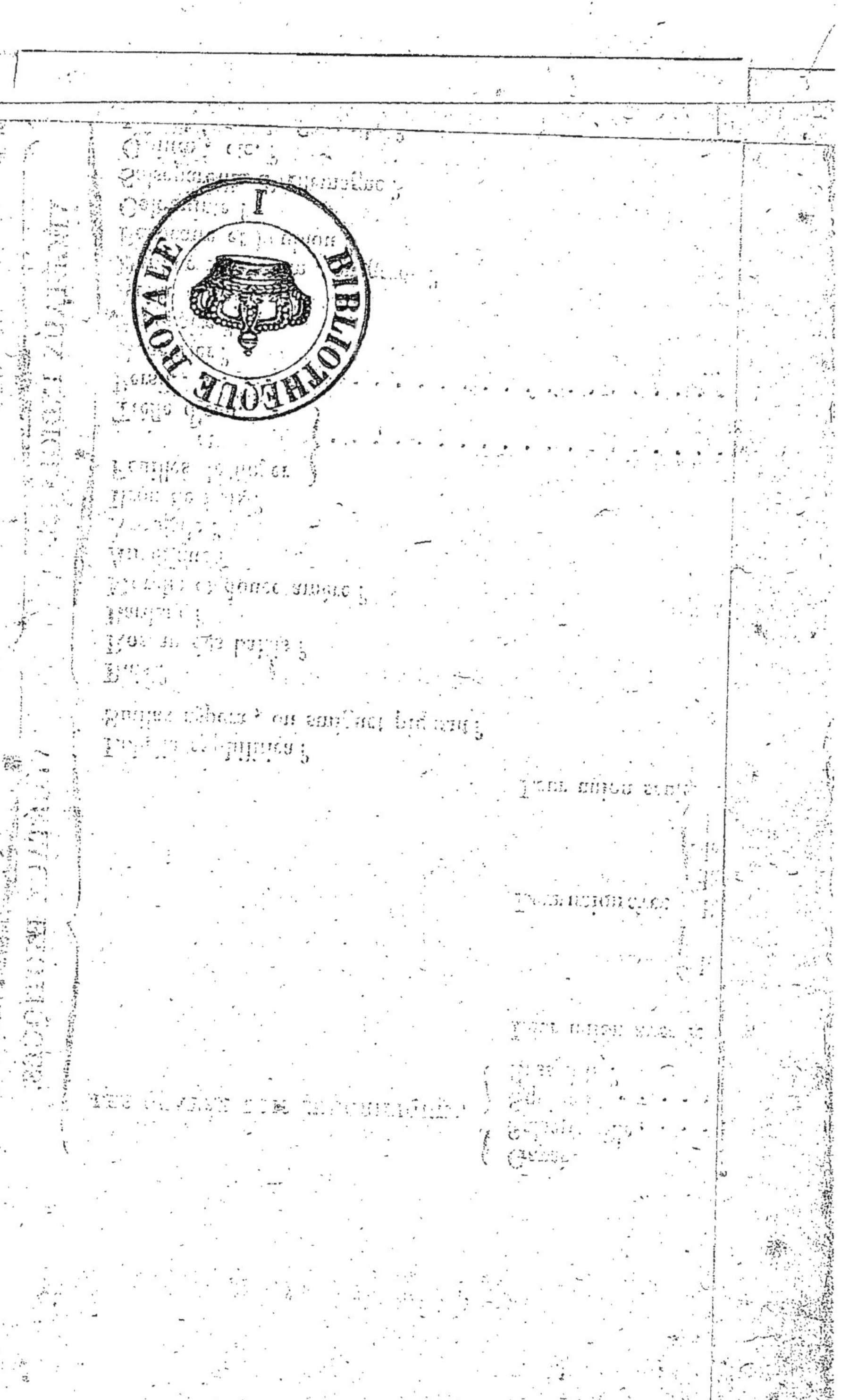